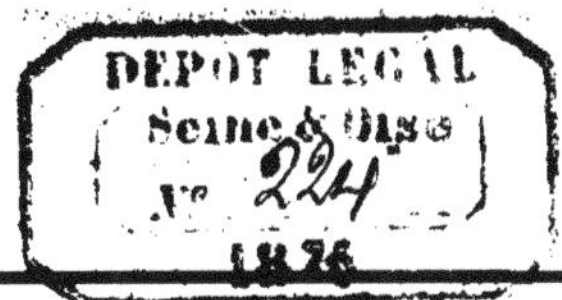

LES CONCLUSIONS

DU

CONGRÈS SANITAIRE

INTERNATIONAL

DE VIENNE

ET

LES COMMENTAIRES DE M. FAUVEL DEVANT LA LOGIQUE

PAR

G. P. STANSKI

DOCTEUR EN MÉDECINE

> La logique est le plus puissant levier pour arriver à la connaissance de la vérité.
>
> STANSKI.

> L'esprit, dit-on, court les rues; mais le bon sens est rare.

PARIS

CHEZ A. DELAHAYE, LIBRAIRE-ÉDITEUR

RUE DE L'ÉCOLE-DE-MÉDECINE

1875

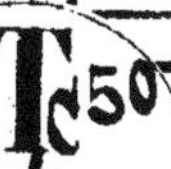

LES CONCLUSIONS

DU

CONGRÈS SANITAIRE INTERNATIONAL

DE VIENNE

DERNIÈRES PUBLICATIONS DE L'AUTEUR

De la spontanéité de la matière dans les manifestations physiques et vitales.

Nouvelles études sur la spontanéité de la matière, Réponses à quelques objections.

La Contagion du Choléra devant les corps savants.

IMPRIMERIE EUGÈNE HEUTTE ET Cie, A SAINT GERMAIN.

LES CONCLUSIONS

DU

ONGRÈS SANITAIRE INTERNATIONAL

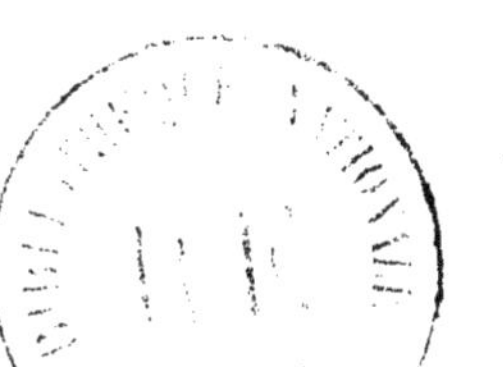

DE VIENNE

ET

LES COMMENTAIRES DE M. FAUVEL

DEVANT LA LOGIQUE

PAR

G. P. STANSKI

DOCTEUR EN MÉDECINE

PARIS

CHEZ A. DELAHAYE, LIBRAIRE-ÉDITEUR

RUE DE L'ÉCOLE-DE-MÉDECINE

1875

PRÉFACE

> La logique est le plus puissant levier pour arriver à la connaissance de la vérité.
>
> STANSKI.
>
> L'esprit, dit-on, court les rues; mais le bon sens est rare.

La réunion d'un certain nombre de médecins à Vienne, dans le but de rechercher les moyens les plus aptes à nous préserver des invasions si fréquentes du choléra, les discussions qui ont été soutenues dans cette assemblée et les conclusions qui en ont été déduites, sont des raisons suffisantes pour nous engager à reprendre la plume et à soumettre à une analyse judicieuse les travaux du *congrès sanitaire international de Vienne*.

Ce serait une grande erreur de croire que ce congrès a jeté la moindre lumière sur les causes de l'endémicité dans l'Inde, de l'épidémicité ou propagation générale, et des disparitions consécutives d'une terrible maladie. Les savants délégués, loin d'éclairer, le moins du monde, ces importantes questions, ainsi que celle qui est relative à la nature du fléau asiatique, ont plutôt embrouillé ces problèmes.

La raison principale de l'obscurité, qui planera toujours sur toutes ces discussions, dépend de ce que les médecins qui croient à la contagion des épidémies, au lieu de s'appuyer sur des faits évidents et positifs dans leurs démonstrations, ou d'avouer leur ignorance sur tel ou tel phénomène, se donnent l'air de savoir, tout en n'ayant pour points de départ de leurs raisonnements que de pures hypothèses.

Aussi, demandons-nous, pourquoi ne pas reconnaître l'impossibilité dans laquelle nous nous trouvons assez souvent de soulever l'épais voile qui couvre encore bien des questions médicales, lorsque nous savons que dans les sciences les plus positives, comme sont l'Astronomie, la Géologie, la Paléontologie, la Physique même et la Chimie, il y a des problèmes pour nous impénétrables?

Cependant, c'est cette absence de solidité du terrain sur lequel marchent les contagionistes dans toutes leurs controverses, qui fait qu'ils ne peuvent pas démontrer leurs doctrines, et que, à cause des inconséquences, des contradictions et des incohérences qui se trouvent dans leurs idées, ainsi que de l'assurance avec laquelle ils se prononcent dans des questions complétement inconnues, les opinions de nos adversaires prêtent le flanc à toutes les appréciations et même au ridicule.

Tels sont les motifs pour lesquels, dans l'épigraphe de cette publication et dans notre manière de réfuter nos adversaires, la critique paraîtra peut-être un peu trop sévère, et nos arguments quelquefois plaisants; mais il est difficile de traiter toujours sérieusement les opinions qui n'ont aucune valeur probante.

En suivant pas à pas nos contradicteurs dans leurs démonstrations, nous rencontrons divers arguments qui sont susceptibles d'être écartés par la même objection, aussi ne sera-t-on pas étonné de trouver quelques répétitions dans ce travail, ne voulant pas laisser croire, à aucun de nos adversaires, que tel ou tel argument n'a pu être réfuté.

Enfin, en lisant attentivement ce travail, on rencontrera des objections dont les unes sont faites directement, les autres sont imaginées par nous, parce qu'elles pourraient être soulevées par nos contradicteurs, et parce qu'en y répondant, nous démontrons l'inanité de tout ce qu'avancent les contagionistes et la solidité de la doctrine que nous soutenons.

Qu'il nous soit permis d'ajouter encore une réflexion. Si, après avoir lu ce travail, quelques-uns de nos adversaires et surtout ceux dont nous critiquons ici les opinions, étaient amenés à reconnaître la justesse de nos appréciations et à comprendre implicitement le non-sens de leurs doctrines, ils finiraient par les abandonner, comme ils ont abandonné leurs arguments qui ont été passés au crible de la critique dans nos publications précédentes.

Or, c'est dans cette disposition vicieuse d'esprit et de jugement qui empêche les contagionistes de sentir la nullité démonstrative de leurs raisonnements et de leurs arguments jusqu'à ce qu'on la leur ait fait voir, qu'il faut chercher la raison de la persistance dans leur croyance à la contagion à distance.

Nous parlons de la disposition morale de nos contradicteurs, car comment admettre que, sciemment, ils avancent des explications et des arguments que bientôt ils abandonnent quand on leur en a démontré le non-sens.

Du reste, c'est cette disposition d'esprit et de jugement qui fait que les hommes en général, quand ils se trouvent dans l'ignorance complète sur une question, acceptent les hypothèses les plus insoutenables et les plus erronées.

LES CONCLUSIONS

DU

CONGRÈS SANITAIRE INTERNATIONAL

DE VIENNE

En présence des apparitions si souvent répétées du fléau asiatique, les corps savants et les gouvernements se préoccupent des causes des invasions et des extensions d'une épidémie terrible dont la progression n'a pu être arrêtée par aucun des moyens proposés jusqu'à présent. Cette maladie, quand elle a pris sa marche pandémique, progresse incessamment, malgré tous les obstacles qu'on lui oppose, jusqu'à ce que son activité funeste ait été épuisée par suite de l'extinction de sa cause déterminante.

Dans cette situation des choses, à chaque éclosion du choléra, les sociétés savantes recommencent leurs discussions ; à chaque invasion de la maladie, elles affirment la contagion et recommandent telle ou telle mesure restrictive dont l'épidémie paraît se jouer, soit en marchant malgré ces mesures préventives, soit en s'arrêtant là où l'on ne met aucun obstacle à sa propagation. Toutes ces manières de se manifester du choléra indien ne font pas ouvrir les yeux aveuglés par l'idée de la contagion et ne conduisent pas à la recherche d'autres conditions plus rationnelles de l'existence et de la marche pandémique de l'épidémie asiatique.

Or, c'est cette ténacité à soutenir une hypothèse imaginaire et jamais démontrée qui fait, que des conférences sanitaires provoquées par les gouvernements se réunissent et se séparent successivement sans aucun résultat fructueux positif. On l'a vu par la stérilité des délibérations de la conférence de Constantinople, on le voit encore plus évidemment par la nullité scientifique et pratique des conclusions du congrès de Vienne.

Ce dernier congrès, réuni sur l'initiative du gouvernement russe, a attiré les yeux de tout le monde, des hommes, dit-on, compétents, y ont été envoyés, les corps savants arrêtaient leurs discussions sur le même sujet, M. J. Guérin lui-même n'a pas voulu continuer ses argumentations en attendant les oracles du congrès de Vienne, bref tous les esprits étaient tournés de ce côté, *parturiunt montes...*, et voici les conclusions de ce congrès.

La raison véritable de toutes ces incertitudes et de toutes ces hésitations gît en ce qu'il est impossible, dans l'état actuel de nos connaissances physiologiques, pathologiques et surtout biologiques, d'assigner une cause évidente ou au moins très-probable de la plupart des épidémies.

Dans l'ignorance complète de ces causalités, les médecins ont inventé, comme nous le soutenons toujours, une hypothèse qui est la contagion à distance, miasmatique ou par infection, et malgré tous les démentis que donnent à cette opinion les manifestations des épidémies en général et du choléra en particulier, malgré l'impossibilité de démontrer quelque part l'existence de cette contagion et de son principe volatil, les médecins soutiennent avec persistance cette hypothèse tout à fait erronée, et proposent toujours les mêmes mesures restrictives non moins erronées, inefficaces et par suite inutilement vexatoires.

Nul doute que, depuis le Moyen Age où l'on torturait les hommes qui se rendaient en quelque sorte coupables d'une *prétendue importation* d'une maladie épidémique, jusqu'au congrès de Vienne qui ne veut des quarantaines que dans les ports de mer et dirigées contre l'importation par la navigation, on s'est fortement relâché de la rigueur des lois quarantenaires, tout en décidant toujours que les épidémies sont contagieuses; ce qui prouve, du reste, qu'au fond on est bien moins persuadé de leur transmissibilité d'homme à homme. Car, si cette contagion était réellement démontrée, ou bien, si du moins on y croyait avec la même conviction qu'autrefois, on ne pourrait commettre une inconséquence plus coupable que celle qui consisterait à croire avec toute la fermeté à la transmissibilité, par exemple. du choléra d'homme à homme, et puis de se départir de toute la rigueur des quarantaines en permettant des communications entre les hommes.

Que des chiens enragés apparaissent dans une localité quelconque, ou bien que dans une écurie on trouve un ou deux chevaux morveux, on ne se contentera pas des simples moyens hygiéniques pour se préserver de la contagion de l'une ou de l'autre de ces maladies ; mais on aura recours aux moyens les plus radicaux pour ne pas être exposé à contracter ces maladies et pour en préserver les autres animaux. Bien plus, si l'on avait l'occasion de soigner des hommes atteints de la rage, de la morve ou de la pustule maligne, on mettrait de côté les règles hygiéniques pour ne penser qu'aux précautions les plus sévères pour se garer contre la transmission de l'une ou de l'autre de ces maladies, en évitant tout acte capable d'amener l'inoculation de leurs virus respectifs.

Or, puisqu'on croit que le choléra est contagieux, puisqu'on a la conviction que ce sont surtout les communications des hommes entre eux qui propagent cette épidémie, c'est donc contre ces communications qu'il faut réagir par tous les moyens imaginables et avec la plus grande sévérité, pour ne pas, par une inconséquence impardonnable, laisser se propager une épidémie décimant les hommes.

Et puisque, dans l'esprit des contagionistes, il n'y a que les quarantaines et les cordons sanitaires qui soient capables de préserver l'Europe et peut-être les autres parties du monde d'un fléau exterminateur, loin de procéder par gradation, il est vrai, à leur suppression, il faudrait, au contraire, mettre la plus grande rigueur dans l'emploi de ces moyens préventifs.

Les délégués au congrès de Vienne sont bien inconséquents dans leurs conclusions, comme on va le voir dans la suite de ce travail; cependant nous ne pouvons admettre qu'ils soient capables de s'égarer à un tel point, qu'avec la conviction de la contagion du choléra, de sa transmissibilité d'homme à homme et de sa progression pandémique par le moyen de cette transmission, ils arrivent après à la suppression graduelle des moyens dans leur esprit les plus rationnels pour nous en préserver. Leur inconséquence consiste plutôt, selon nous, en ce que voyant l'inutilité complète des mesures quarantenaires, ils concluent à leur suppression ; mais qu'ils ne veulent pas en inférer à la non-contagion du choléra et comprendre que l'épidémie indienne se développe et se propage sous l'influence d'autres conditions que la contagion, croyance, qui, du reste, devient de plus en plus platonique.

Ce sont les inconséquences des déductions des conférences sanitaires, ce sont les contradictions dans les raisonnements, et enfin c'est la stérilité de leurs applications pratiques, qui nous ont fait stigmatiser le rapport de la conférence de Constantinople comme un travail dans lequel il y a : *peine, temps et argent perdu*, et les inconséquences des conclusions du congrès de Vienne, qui accepte la plupart des idées de la conférence précédente confirment notre appréciation à leur égard. Aussi n'hésitons-nous pas de leur appliquer la même sentence et de proclamer hautement que ces conclusions n'ont pas plus de valeur que celles de la conférence de 1866. Nous désirerions bien qu'une nouvelle invasion du fléau asiatique, si malheureusement il devait en être ainsi, ne vienne pas confirmer notre manière de voir, dans ce cas, comme l'apparition du choléra en 1869 nous a donné raison, pour ce qui concerne notre appréciatiation du rapport de la conférence de Constantinople.

Nous savons bien qu'on pourrait nous objecter qu'il est très-facile d'émettre un blâme sur un travail quelconque en termes généraux, et qu'il serait plus important de le démontrer. Nous allons donc nous astreindre à cette démonstration, en entrant maintenant au fond de la question.

L'erreur fondamentale qui, servant de base aux conclusions du congrès de Vienne, comme à celles de la conférence de Constantinople, les renverse complétement, se trouve dans la manière dont ces conclusions ont été établies, c'est-à-dire *la votation* des délégués ouchant les questions et les faits qui ne dépendent pas de la volonté des hommes, mais bien qui sont des manifestations de la nature.

Qu'une nation, elle-même ou par l'intermédiaire de ses représentants, décide que tel ou tel doit être son gouvernement, ou bien que telle ou telle action est un crime passible de la peine de mort, ou bien qu'elle décide par un vote tel ou tel impôt, ou bien une déclaration de guerre, ainsi que les conditions auxquelles elle veut faire la paix, etc., ce seront des votes rationnels et légitimes, parce que ces circonstances sont des actes dont la réalisation et la sanction dépendent complétement des hommes.

Mais que, dans les phénomènes de ce monde, ressortant des forces de la nature, par conséquent tout à fait indépendants de notre influence, on ne comprenne pas l'absurdité d'une pareille votation, c'est inconcevable !

Quand il s'agit des phénomènes de la nature s'accomplissant par des forces indépendantes de l'influence des hommes, comme serait le mouvement du soleil autour de la terre, ou celui de cette planète autour du soleil, et dans notre cas la contagion du choléra, il faut en démontrer la réalité par des preuves irrécusables et nullement par des votes.

Nous prévoyons bien qu'on pourrait nous répliquer: Qu'en savez-vous, si les délégués aux conférences sanitaires n'avaient pas des motifs suffisants pour se former une conviction qui a déterminé leurs votes ? Dans ce cas, nous répondrions : L'essentiel était de produire des preuves; et nous déclarons qu'une seule preuve irrécusable de l'existence de la contagion du choléra et de son agent contagieux ; qu'une seule preuve irrécusable faisant voir que les hardes, les boissons, les animaux ou les cadavres des cholériques, etc., communiquent la maladie ; qu'une seule preuve irrécusable démontrant qu'une quarantaine a arrêté positivement, ne fût-ce qu'une fois, la marche de l'épidémie asiatique, disons-nous, qu'une pareille preuve porterait dans les esprits des hommes une conviction bien plus profonde, que les votes unanimes de tous les savants congressistes.

En effet, que signifie dans la question, sans cette démonstration incontestable, l'unanimité des votes des conférences sanitaires affirmant la contagion ou la transmissibilité du choléra? Absolument rien, si ce n'est que trente ou quarante médecins sont de l'opinion que cette maladie se communique d'homme à homme, et voilà tout. Mais de cette opinion des délégués, bien plus de tous les médecins allemands et russes, bien plus encore de tous les médecins de la terre, à la réalité de cette contagion, il y a la même distance qu'il y avait entre l'opinion de tous les hommes que le soleil tournait autour de la terre et la réalité de ce mouvement circulaire avant Kopernic, ou bien qu'il y avait entre l'opinion de tous médecins, que les artères ne contenaient que de l'air et la réalité de l'existence de ce gaz dans ces vaisseaux avant Harvey. Cependant tous les hommes de la terre, et tous les médecins de cette époque auraient voté unanimement en faveur de ces opinions.

Si encore nous avions au moins une mesure ou un repère d'après lesquels nous pourrions établir les différents degrés de l'intelligence des hommes, et appliquant cette mesure aux délégués des conférences sanitaires, si nous pouvions affirmer : voilà des hommes possédant uniformément le plus haut degré d'entendement et de jugement, nous pourrions bien admettre que leurs opinions et leurs votes, résultant de la plus intelligente appréciation des faits, doivent être par conséquent considérés comme infaillibles. Mais cela n'est pas.

D'abord cette mesure et cette uniformité des intelligences n'existent pas, et les savants délégués au congrès de Vienne nous le font voir eux-mêmes ; car, si pour la contagion et la transmissibilité du choléra leurs convictions et leurs votes sont unanimes, nous trouvons d'autres conclusions s'appuyant, sans doute aussi, sur des preuves et arguments convaincants, et cependant, dans la votation de ces conclusions, nous trouvons, à côté des majorités, des minorités et même des abstentions. Il est donc évident que, dans ces votes, les arguments, démonstratifs pour les majorités, étaient sans valeur pour les autres délégués.

Or, comme dans l'absence des faits indéniables appuyant ces conclusions, nous n'avons pas de repère pour nous indiquer les degrés des intelligences, nous avons tout le droit de demander si la vérité se trouve du côté des majorités ou du côté des minorités. Comme à une autre époque on aurait eu le droit de se demander si tous les hommes de la terre avaient raison contre Kopernic, et tous les médecins contre Harvey, ou bien si ce n'étaient pas ces deux grands hommes qui ont établi des vérités incontestables, tout en étant contraires aux opinions de tous les hommes.

Si nous insistons tant sur la nullité démonstrative de la manière de procéder des délégués aux conférences sanitaires, c'est-à-dire la *votation* sur la réalité des phénomènes de la nature, c'est pour faire bien voir que les conclusions elles-mêmes n'ont aucune valeur probante, et de faire comprendre que pour les poser et les faire accepter il fallait les appuyer sur d'autres moyens de démonstration.

Rigoureusement parlant, après avoir démontré le défaut de la base fondamentale, et par conséquent l'insignifiance du travail du congrès de Vienne et de celui de la conférence de Constantinople aussi, par ces considérations générales, nous pourrions bien arrêter là notre analyse; mais comme les conclusions en elles-mêmes sont pleines de non-sens et d'inconséquences, nous allons en examiner, en particulier, au moins les plus importantes.

Voici la conclusion que le congrès de Vienne annonce à l'unanimité, relativement à l'épidémicité de la maladie : « Le choléra asiatique, susceptible de s'étendre « (épidémique), se développe spontanément dans l'Inde, « et c'est toujours du dehors qu'il arrive quand il éclate « dans d'autres pays. »

C'est sans doute pour cette raison qu'en 1869 cette épidémie a éclaté à Kiew et dans d'autres gouvernements de la Russie, en s'étendant peu à peu dans les autres pays de l'Europe, et même en Amérique. Le congrès de Vienne croirait-il, par exemple, que la Russie et la ville de Kiew se trouvent dans l'Inde ? Il ne s'agirait alors que de s'entendre.

Cependant nous ne voulons pas passer sous silence que M. Fauvel est venu affirmer devant l'Académie que le choléra de 1869 n'était que la continuation de celui qui a régné en 1865. Nous nous occuperons un peu plus longuement des idées de ce dernier confrère bientôt. Nous voulons seulement ajouter ici que l'épidémie de 1865, entendant probablement les inconséquences des discussions et l'insignifiance des conclusions de la conférence de Constantinople, s'est endormie, et, après quelques courts soubresauts, s'est réveillée définitivement en 1869, à Kiew, et a régné en Europe et en Amérique jusqu'à la fin de 1873. Mais à ce moment, rien que d'entendre parler d'une nouvelle réunion sanitaire à Vienne, l'épidémie s'est laissée choir dans les bras de Morphée, pour ne pas assister à des discussions niaises et oiseuses, jusqu'à ce que tôt ou tard, après un brusque réveil, elle viendra nous surprendre et donner un démenti aux conclusions de ces savants délégués.

Nous croyons que, de ce qui précède, on pourrait tirer un enseignement pratique que voici : On a vu que le choléra de 1865 s'est éteint devant le bruit que faisait la conférence de Constantinople en 1866 ; on a dû remarquer aussi que l'épidémie de 1869 a disparu de même partout, en 1873, en présence du projet de convoquer encore un congrès sanitaire à Vienne. Nous proposons, par conséquent, qu'à la place des quarantaines et des cordons sanitaires, si onéreux pour les relations des hommes, de réunir, à chaque apparition du choléra, un congrès sanitaire international dans une capitale quelconque ! Qui sait si l'institution permanente d'une conférence sanitaire sur les bords du Gange ne ferait pas disparaître pour toujours l'endémicité du choléra dans l'Inde par l'insignifiance des discussions de cette conférence? Nous reconnaissons volontiers que le séjour aux embouchures du Gange ne serait pas aussi intéressant et aussi agréable que dans une capitale de l'Europe, mais les délégués sacrifieraient bien le plaisir au résultat immense de l'extinction d'une terrible maladie, et travailleraient peut-être les questions plus sérieusement.

Il est possible que nos propositions, quoi qu'elles soient les conséquences de ce qui s'est passé avec le choléra en 1866 et en 1873, et qu'elles soient basées sur l'argument le plus solide des contagionistes, mais en même temps le plus niais devant le bon sens, savoir : *post hoc ergo propter hoc*, seront peut-être prises pour des plaisanteries et feront sourire quelques lecteurs ; cependant on ne comprendrait pas ce mouvement, si ces lecteurs ne s'attristaient pas en même temps, en lisant l'incompréhensible conclusion suivante concernant la contagion ou la transmissibilité du choléra : « La con- « férence *accepte* la transmissibilité du choléra par

« l'homme venant d'un milieu infecté; elle ne considère « l'homme comme pouvant être la cause spécifique « qu'en dehors de l'influence de la localité infectée; « en outre, elle le regarde comme le propagateur du « choléra lorsqu'il vient d'un endroit où le germe de « la maladie existe déjà. »

Réellement on ne comprend pas comment on a pu réunir autant de non-sens, d'inconséquences et de contradictions dans si peu de lignes! D'abord, nous demandons quelle portée peut avoir une affirmation du congrès annonçant tout simplement qu'il *accepte* la transmissibilité ou la contagion du choléra d'homme à homme? Car quelle importance cela peut-il avoir, et qu'est-ce que cela prouve: qu'il plaît au congrès d'*accepter* ou bien d'*admettre* cette contagion? Question culminante, dans l'espèce, que le congrès avait le devoir non pas d'*accepter*, mais de *résoudre* par une démonstration incontestable. Nous demandons encore quelle influence peut exercer cette conclusion énoncée comme un dogme, sur les applications pratiques que les gouvernements pourraient ordonner? Absolument aucune, pensons-nous, tant que les délégués au congrès de Vienne n'auront pas fait voir que par leur omniscience ils sont infaillibles ou bien tant qu'ils n'auront pas démontré par des preuves irrécusables, la contagion ou la transmissibilité de cette maladie.

En attendant cette démonstration, nous déclarons

cette assertion, dussions-nous être seul de notre opinion, sans aucune valeur probante.

Nous voyons encore dans cette conclusion que le congrès croit qu'un homme venant *d'un lieu infecté* peut transmettre le choléra, par conséquent même quand il ne l'aurait pas. Dans ce cas il ne serait que le véhicule du germe cholérique, comme sont les hardes, les marchandises, les animaux, et alors comment peut-on dire tout de suite après que l'homme pourrait-être cause *spécifique* (1) du choléra, puisque les hardes, les marchandises, les animaux, etc., peuvent être causes au même titre!

Nous lisons encore que le congrès ne considère l'homme, comme pouvant être cause spécifique, qu'*en dehors de l'influence de la localité infectée*. Cela veut-il dire que dans une localité ou règne le choléra l'homme ne peut le communiquer à son voisinage? Et enfin la conférence regarde l'homme comme le propagateur du choléra, lorsqu'il vient d'un endroit où le germe de la maladie *existe déjà*. Comprenne qui pourra ce galimatias qui doit exercer une grande influence sur les décisions des gouvernements! Nous pensons de plus que, si l'on veut lire attentivement ce qui va suivre, l'on verra que le congrès lui-même serait en peine de comprendre sa conclusion.

En effet, nous voudrions savoir ce que veut dire le

(1) C'est *spéciale* qu'on a peut être voulu dire.

congrès en annonçant : qu'il accepte la transmissibilité du choléra par l'homme venant d'un milieu infecté? Cela signifie-t-il qu'un homme même malade, mais venant d'un lieu non-infecté, ne peut pas transmettre le choléra à son entourage? M. J. Guérin a dit devant l'Académie qu'un vagabond *venant on ne sait d'où*, n'ayant que la diarrhée, a transmis le choléra à quelques uns de ses codétenus de la prison de Diebourg; or s'il n'est pas venu d'un milieu infecté, ce fait renverserait la doctrine du congrès.

Si l'on nous répondait qu'on n'admet pas l'explication de M. Guérin, nous accepterions ce refus de recevoir d'autant plus facilement, qu'il s'accorde avec notre manière d'apprécier ce fait (1); seulement dans ce cas, le choléra s'est donc développé spontanément à la prison de Diebourg, opinion contraire à l'orthodoxie des contagionistes qui soutiennent que le choléra ne se développe jamais *spontanément* en Europe. Et puis il faudrait nous faire comprendre de quel droit les délégués au congrès de Vienne s'arrogeraient la prétention d'apprécier le cas mieux que M. J. Guérin, puisque nous n'avons pas de repère, comme cela a déjà été dit, pour mesurer les intelligences des hommes.

Ainsi quelle que soit l'explication qu'on avance, dans ce cas, il y a toujours contradiction : si le vagabond n'a pas apporté le choléra dans la prison de Diebourg,

(1) La contagion du choléra devant les corps savants, p. 21.

la maladie s'y est donc développée sur place, contrairement à la doctrine du congrès qui croit que le choléra ne se développe jamais spontanément en Europe. Si au contraire, on admet que le vagabond a communiqué le choléra aux détenus de la dite prison, tout en venant peut-être d'une localité où la maladie n'existait pas, c'est encore un démenti à l'opinion du congrès de Vienne qui n'accepte la propagation du choléra par l'homme que lorsqu'il vient d'un milieu infecté.

On pourrait bien nous retorquer que le vagabond *a dû venir* d'une localité infectée, puisqu'il a communiqué le choléra à ses codétenus; mais cette objection prouverait seulement que les contagionistes font quelquefois dans leurs raisonnements des cercles vicieux sans s'en apercevoir. Quant à la question elle-même, ce serait un argument aussi peu concluant que celui qu'a produit un académicien dans la dernière discussion à propos de l'importation du choléra au Havre et voici à quelle occasion :

M. le professeur Bouillaud a parlé d'un cas de choléra sporadique algide rapidement mortel, ce qui n'a été contesté par personne ; et il a développé très-logiquement l'argumentation suivante : les contagionistes considèrent le choléra épidémique comme contagieux ; mais nullement celui qui se présente à l'état sporadique, ce qui veut dire rare, je vous apporte un cas sporadique qui se présente avec les mêmes symptômes et la même évolution que le précédent, ce qui prouve que ces deux espèces de choléra sont dans leur nature identiques; comment peut on admettre que l'un soit contagieux puisque l'autre ne l'est pas? Un de ces contradicteurs qui ont voulu établir des caractères différentiels (que du reste nous avons réfutés les uns après les autres (1) entre le choléra épidémique et sporadique, a raisonné ainsi : mais les deux espèces de choléra ne sont pas identiques dans leur nature, puisque le choléra sporadique n'est pas contagieux, tandis que le choléra épidémique se propage par la contagion. *Argumentum quod est demonstrandum.*

Or le congrès de Vienne donnerait la même entorse à la logique, s'il disait que le vagabond a dû venir d'une localité infectée, puisqu'il a communiqué le choléra à quelques personnes de la prison de Diebourg; deux argunents à démontrer, c'est-à-dire:

1° Qu'il a communiqué le choléra à qui que ce soit et puis

2° Qu'il est venu d'une localité infectée.

Un autre fait : en 1849 un homme, venant d'Orléans où le choléra n'existait pas encore, arriva à Paris où la maladie était en pleine floraison ; il descendit rue Lamartine chez un charcutier son parent et tomba malade immédiatement? Nous avons été appelé en consultation et nous l'avons trouvé dans la période algide ; le lendemain il était mort. Or cet homme, tout en étant

(1) La Contagion du choléra devant les corps savants.

atteint du choléra asiatique, ne pouvait être *cause spécifique* de la transmission, parce qu'il venait d'une ville non encore infectée et parce qu'il ne se trouvait pas, comme les autres cholériques de Paris, en dehors de l'influence d'une localité infectée ! Car la conclusion du congrès de Vienne avance cette absurdité flagrante, comme l'on vient de le voir, que l'homme ne peut être cause spécifique de la transmission du choléra qu'autant qu'il vient d'un milieu infecté, et qu'il arrive dans une localité indemne de la maladie ! ! !

Tout ce qui précède semble démontrer ce qu'on dit, savoir :

L'esprit court les rues, mais le bon sens est rare.

Nous ne comprenons pas bien ce que le congrès a voulu dire en désignant l'homme comme *cause spécifique* de la transmission du choléra. Nous reconnaissons aussi que les savants délégués n'ont pas besoin de connaître tout ce qui se publie sur cette question, et par conséquent, de lire notre travail sur *la spécificité dans les maladies* où nous faisons voir le non-sens de ce terme appliqué aux maladies, nous ajouterons seulement que dans ce cas, *spécifique* a la même signification en allemand qu'en français, et que le congrès a voulu dire par là que l'homme peut être *cause spéciale* de la transmission du choléra.

Seulement, puisque nous trouvons, comme cela a été

dit plus haut, dans les conclusions suivantes, que l'épidémie indienne peut-être transmise non-seulement par l'homme, mais encore par les effets à usage des cholériques, par les marchandises, par les aliments, et les boissons, par les animaux, par l'atmosphère à une petite distance, il est vrai, etc., le congrès ne pouvait pas considérer l'homme comme cause spéciale ou spécifique, si l'on y tient, lorsqu'il y a tant d'autres objets énumérés pouvant être causes de la transmission de la maladie.

Quelle que soit l'obscurité dans cette conclusion, nous croyons que le congrès a voulu dire, que l'homme malade, ou non, venant d'un lieu infecté et portant en lui le prétendu germe cholérigène, pourrait être la cause spéciale ou spécifique de la transmission du choléra, pourvu qu'il se trouve en dehors de l'influence d'une localité infectée.

Dans ce cas il aurait fallu expliquer encore pourquoi un homme capable de transmettre l'épidémie dans une localité non infectée, ne pourrait le faire dans une autre localité où le choléra existe déjà.

Nous trouvons dans les conclusions une singulière idée concernant l'influence de l'air sur la force de transmissibilité du germe du choléra ; voici ce qu'on y lit : Il résulte de l'étude des faits qu'à l'air libre le principe générateur du choléra perd rapidement sa force de transmissibilité, mais que cette transmissibilité se conserve très-bien dans un air confiné.

C'est probablement suivant cette doctrine que M. Fauvel a soutenu devant l'Académie que dans l'année 1873, le germe cholérigène a été importé au Hâvre par un navire venant de Hambourg où régnait cette maladie. Cependant il est à présumer que ce germe était à l'air libre pendant la traversée ; comment se fait-il donc qu'il n'ait pas perdu de son activité et, qu'après l'arrivée du bâtiment il soit allé infecter plusieurs habitants de ce port à une distance assez éloignée et même un matelot venu du Gabon et soigné à l'hôpital depuis quelque temps pour une autre maladie, et tout cela en passant encore par l'air libre de la ville. Si M. Fauvel nous répondait que ce germe était confiné dans l'intérieur du navire pendant le voyage, nous lui demanderions d'abord comment il sait que ce germe ne se promenait peut-être pas sur le pont du bâtiment? nous lui demanderions ensuite comment il se fait que si ce germe imaginaire était confiné dans l'intérieur du navire, par conséquent armé de toute son activité, d'après la conclusion du congrès, il n'ait attaqué personne de l'équipage?

Dans la prétendue importation du choléra à la Pointe-à-Pître le premier cholérique était un homme qui est allé visiter le navire *la Sainte-Marie*, venu de la France où le choléra existait; donc, dit l'auteur de l'ouvrage, cet homme a gagné le choléra sur le bâtiment en question, quoiqu'il n'y ait pas eu de cholériques pendant la traversée; mais passons sur cette explication dont nous avons déjà fait justice ailleurs (1). Nous vou-

(1) La Contagion du choléra devant les corps savants, p. 31.

drions seulement savoir pourquoi le germe contagieux de ce dernier malade sorti à l'air libre n'a pas perdu rapidement son activité, puisqu'il a communiqué la maladie à deux personnes du voisinage et qu'il n'a atteint aucune de celles qui ont donné des soins au premier cholérique dans sa case où ce prétendu germe à du être confiné ?

Il est connu de tout le monde qu'en 1832 le premier cholérique à Paris était un concierge de la rue des Lombards, et le second, un mois après, le cuisinier du maréchal Lobeau, rue Mazarine, et notez bien que le choléra n'existait pas encore en France; il serait donc très-important de connaitre de quel pays est venu le prétendu germe contagieux cholérique. Serait-ce de l'Angleterre, ou de l'Allemagne, ou de l'Autriche ou de la Russie ou bien de l'Inde ? D'abord pour comprendre s'il n'a pas marché plus vite que les hommes ; ensuite, quel que soit le point de son départ, il a dù traverser l'air libre du pays de son origine et, pour sûr, celui de toute la France pour arriver à Paris ; or comment se fait-il, qu'il n'ait pas perdu la force de son activité pendant son long voyage et qu'il soit venu s'abattre avec toute son énergie sur les victimes de la capitale de la France, et puis, au lieu d'exercer son activité sur les personnes qui entouraient ces cholériques dans leurs chambres où l'air était confiné, ce germe, après s'être échappé à l'air libre, est allé le même jour faire des victimes du côté de l'Arsenal et de l'Hôtel de Ville, etc. ?

Si nous rappelons avec tant d'insistance ces manifestations du choléra que nous pourrions multiplier à l'infini, c'est pour faire voir combien il est facile de forger dans son imagination des règles de conduite du prétendu principe contagieux de l'épidémie asiatique et combien ces règles deviennent niaises, absurdes et ridicules, quand on les ramène à la réalité, autrement dit : quand on les applique à des faits positifs.

Aussi serait-il bien nécessaire de donner aux questions qui précèdent des réponses claires et décisives ou bien d'avouer que ces règles de conduite du prétendu principe contagieux du choléra ne signifient rien; sans cela on s'expose à confirmer l'épigraphe de cette publication, savoir :

L'esprit, dit-on, court les rues; mais le bon sens est rare.

Par ces réminiscences des apparitions du choléra à Paris, au Havre et à la Pointe-à-Pitre, et par l'impossibilité de donner les réponses décisives que nous demandons, nous avons voulu faire voir aussi qu'il y a des hommes qui se prononcent avec assurance dans les questions sur lesquelles ils se trouvent dans une ignorance aussi complète que tout le monde.

On lit encore dans les conclusions du congrès que : « L'air ambiant est le véhicule principal de l'agent gé- « nérateur du choléra ; mais la transmission de la ma-

« ladie par l'atmosphère reste, dans l'immense ma-
« jorité des cas, limitée à une distance très-rapprochée
« du foyer d'émission. Quant aux faits cités de trans-
« port par l'atmosphère à un ou plusieurs milles de
« distance, ils ne sont pas suffisamment concluants. »

Le lecteur ne doit pas perdre de vue que les conférences sanitaires tiennent le langage de l'oracle de Delphes, elles ne se compromettent jamais dans leurs conclusions. On y trouvera toujours un *peut-être*, un *probable*, un *telle est la règle*, et dans le dernier cas, *une immense majorité* de faits démontre que l'activité cholérigène est limitée à une distance très-rapprochée et s'il y avait une grande distance par hasard, il y aurait toujours une place pour elle dans la minorité des faits !

Pour que cette conclusion fût prise au sérieux, il aurait été nécessaire que le congrès indiquât le moyen infaillible à l'aide duquel on pourrait connaître de quel endroit s'exerce l'action de cet agent pernicieux, puisqu'à côté de l'immense majorité des faits où cet agent, répétons-nous encore, a agi à une petite distance, le congrès doit en connaître d'autres faits, ne fût-ce qu'en minorité, où cette activité s'est étendue au loin. En agissant ainsi, le congrès de Vienne aurait rendu un bien grand service, car c'est alors seulement qu'on pourrait établir des mesures quarantenaires raisonnables et efficaces. En effet, que l'agent générateur du choléra soit pris de la fantaisie de se mettre dans la minorité des faits et de faire un bond, il sautera par dessus la quarantaine et ira infecter une localité à une grande distance, comme cela est arrivé pour Paris en 1832.

Toutes ces questions sont brûlantes et pressantes; elles demandent des explications et des réponses claires et nettes, sans lesquelles les conclusions des conférences manquent de sens et ne peuvent pas guider dans les applications pratiques.

Ceux qui lisent attentivement et méditent nos publications et celles de nos adversaires, à mesure qu'elles paraissent, doivent s'apercevoir combien leurs idées ont changé ou faibli depuis que nous montrons le non-sens de leurs opinions

Ainsi, pour n'en citer que quelques-unes, nous rappellerons qu'on ne parle plus de la stérilité et de la fécondité dans les maladies contagieuses; quand on objecte que, si le choléra était contagieux il devrait se communiquer à tout le monde qui s'y expose; ou bien qu'il devrait se transmettre et durer sans cesse; on ne répond plus comme autrefois que, si le choléra attaquait tout le monde il n'y aurait que des malades et des morts et qu'il n'y aurait même pas de médecins pour les soigner, ni probablement des croque-morts pour les enterrer, ou bien que le choléra finit comme tout finit dans ce monde! Autrefois l'activité de l'agent cholérigène s'étendait à cent mètres, a deux kilomètres, ou à plusieurs milles, à présent cette activité est limitée à une distance très-rapprochée ! etc. ; mais nous n'en finirions pas si nous voulions reproduire toutes les opinions et explications ridicules que nous avons relevées dans nos publications précédentes et qu'on ne reproduit plus à présent.

Avec ces tergiversations, avec ces incertitudes et ces versatilités dans les opinions des contagionistes, comment peuvent-ils espérer donner des conseils sérieux et proposer des mesures préventives raisonnables et efficaces contre une épidémie dont l'étiologie nous est complétement inconnue !

Pour prouver que le choléra est contagieux et qu'il se propage par transmission d'homme à homme et nullement à l'aide d'un transport par l'atmosphère, le congrès de Vienne répète l'opinion émise par la conférence de Constantinople et qui est le grand cheval de bataille des contagionistes, c'est-à-dire : que c'est une loi sans exception que jamais une épidémie de choléra ne s'est propagée d'un point à un autre, dans un temps plus court que celui qui est nécessaire à l'homme pour s'y transporter. Nous répondrons à cette affirmation née tout simplement dans l'imagination des contagionistes aux abois de trouver des arguments pour soutenir la contagion de cette maladie, que les délégués au congrès de Vienne, comme ceux à la conférence de Constantinople, sont dans l'ignorance absolue sur l'existence de ce quelque chose qui doit être transporté, qu'ils sont dans l'ignorance non moins complète sur le moment et le point de départ du prétendu agent cholérique pour arriver dans telle ou telle localité, par conséquent sur le temps qu'il a employé pour son voyage.

Nous ferons voir plus loin pourquoi ni l'*épidémie* ni la *maladie* ne peuvent être transportées; il ne reste donc que le germe cholérigène qui puisse être déplacé. Mais cet agent cholérigène n'est en lui-même qu'un *idéal*, dit M. Fauvel, comme on le verra dans la suite; or, comment comprendre qu'on puisse transporter quelque chose qui n'est qu'un *idéal* qui ne peut exister que dans l'imagination de l'homme?

Il est vrai qu'on pourrait bien nous répondre que, si cet agent idéal n'existe que dans l'imagination des hommes, cela prouve incontestablement qu'il ne peut jamais voyager plus rapidement que les hommes. Et certes l'on serait bien embarrassé d'y répondre, si des sophismes et des paradoxes méritaient d'être traités sérieusement. Cependant si l'on était capable d'attribuer à un idéal une activité matérielle quelconque, il faudrait alors nous faire comprendre comment un *idéal* pourrait être expiré par un cholérique, séjourner dans l'atmosphère qui nous entoure, dans l'eau que nous buvons, dans les aliments, dans les hardes, dans les marchandises, dans la terre, et surtout un *idéal* dans les déjections alvines!

Mais puisque cet agent n'est qu'un *idéal* se trouvant dans l'imagination des hommes, on comprendra facilement qu'il peut voyager par terre et par mer, sur les bâtiments à vapeur, en chemin de fer, en voiture, à cheval et même sur un vélocipède; qu'il peut agir à une petite distance, mais aussi à des distances éloignées et même avec la rapidité de la pensée!

Si on lisait attentivement les explications et les arguments des contagionistes, on verrait partout le même ridicule, qui ne mérite que d'être traité en conséquence. Cependant nous voulons répondre d'une manière un peu plus sérieuse à l'opinion qui soutient que le choléra ne progresse jamais plus rapidement que les hommes. Or, en admettant qu'elle soit vraie, on ne peut pas en conclure à la transmissibilité d'homme à homme, car il existe d'autres phénomènes dans la nature qui n'avancent pas plus rapidement que les hommes, et cependant nous ne croyons pas qu'ils progressent sous l'influence de la contagion, par la raison que nous connaissons parfaitement la vraie cause de leur extension.

Ainsi nous voulons parler du froid que nous éprouvons tous les ans, comparaison que nous avons déjà exposée dans une autre de nos publications.

Supposons que, quant aux mouvements de la terre autour du soleil et la progression du froid de tous les hivers qui en est la suite, les hommes soient dans une ignorance aussi complète que les médecins le sont relativement aux vraies causes de la naissance, de la propagation et de la disparition du choléra; supposons encore que les hommes sachent que le froid a son siége perpétuel ou qu'il est endémique au pôle nord, comme on connaît que le choléra a son siége continuel ou qu'il est endémique dans l'Inde. Supposons enfin que les hommes, tout en ressentant le froid, n'en connaissent pas plus la nature que les médecins ne connaissent celle du choléra, ils auraient le droit aussi de raisonner à la façon des contagionistes, savoir : Le froid est endémique au pôle nord ; mais comme à certaines époques il prend une marche progressive en attaquant d'abord les Lapons, puis les Suédois, les Russes, les Danois, les Hollandais, les Allemands, les Français, les Suisses, etc., et comme aucun fait n'est venu prouver jusqu'à ce moment que le frimas puisse se propager au loin par l'atmosphère seule, et qu'en outre c'est une loi sans exception que le froid ne s'est étendu sur les différents pays plus rapidement que la locomotion des hommes, puisqu'il lui faut deux ou trois mois pour faire le voyage des contrées septentrionales vers les pays méridionaux, il en résulte que, si les hommes sont atteints du froid successivement et tous les hivers, cela tient à ce que le froid se communique par la transmission d'homme à homme !

Voilà à quels raisonnements insensés peuvent mener des idées dictées tout simplement par l'imagination des hommes qui se trouvent dans l'ignorance complète relativement aux causes d'un phénomène quelconque, et lorsqu'ils ne se croient pas obligés de démontrer les conditions nécessaires ou la nature de ces causes ; car, dans le cas de la contagion, il faudrait au moins montrer le principe contagieux.

Nous savons très-bien qu'on pourrait nous dire que notre argumentation frise de près l'absurdité, par la raison que les conditions de l'existence du froid aux pôles et de son extension vers l'équateur sont parfaitement connues; du reste, nous accepterions cette appréciation de notre raisonnement, mais à la condition qu'on reconnaîtra en même temps que les conclusions des congrès sanitaires manquent de bon sens, l'une n'étant que la conséquence des autres, c'est-à-dire que notre argumentation, relativement à la progression du froid, est calquée sur le raisonnement touchant la propagation du choléra. Nous nous attendons au peu d'adhérents à notre opinion, parce que l'ignorance absolue des conditions nécessaires aux manifestations du choléra fait accepter les plus absurdes explications et les plus insoutenables hypothèses.

Commentaires de M. Fauvel.

M. Fauvel confirme dans une certaine mesure notre appréciation des conclusions du congrès de Vienne, en les critiquant dans ses commentaires exposés devant l'Académie.

M. l'Inspecteur général commence par se féliciter de ce que les *questions préalables*, ou la partie scientifique du programme, comme l'origine et la contagion, etc., du choléra ont été confirmées par un vote unanime du congrès de Vienne, à peu près telles qu'elles ont été adoptées par la conférence de Constantinople.

Malheureusement, cette confirmation unanime ne donne pas plus de valeur probante à ces questions qu'elles n'en avaient avant. Admettons pour un moment que M. Fauvel, dans l'ignorance complète des causes et de la nature des convulsions, vienne soutenir encore les idées surannées du Moyen Age sur ces accidents; admettons en même temps que tous les délégués aux conférences sanitaires votent unanimement en faveur de ces doctrines, cela prouverait tout simplement que M. l'Inspecteur général et les assemblées sanitaires, dans l'ignorance absolue de la nature du fait, croient que les personnes atteintes de convulsions sont des possédés; mais cela ne démontrerait pas que les convulsionnaires ont réellement le diable au corps.

Exactement comme l'unanimité du vote des délégués de tous les congrès sanitaires, qui sont aussi dans l'ignorance complète des conditions cholérigènes, ne prouvent aucunement la transmissibilité ou la contagion de l'épidémie indienne.

A ce propos, nous voulons raconter un entretien que nous avons eu avec un confrère, le docteur C., qui me dit : « Vous avez raison dans tout ce que vous écrivez sur la contagion du choléra; j'y croyais aussi autrefois, mais, d'après ce que j'ai lu et vu, je suis adversaire de cette opinion. Seulement, il y a une chose qui vous fait tort dans l'esprit de vos contradicteurs ; on dit : « Stanski discute parfaitement la question de la contagion du choléra ; mais il ne croit à la contagion ni de la variole, ni de la scarlatine, ni de la rougeole ; » et posant l'index sur son front, il ajouta : « Il doit y avoir une araignée. » Nous lui répondîmes sans désemparer que nous acceptions la controverse, même énoncée de cette manière, et que nous admettions l'existence d'une araignée ; mais qu'il fallait voir de quel côté elle se trouve ; ce qui sera très-facile en posant clairement la question. Ainsi nous ne croyons pas à la contagion miasmatique ou à distance de la variole, de la scarlatine et de la rougeole, parce qu'on ne nous démontre pas cette contagion. Vous et les autres contagionistes vous croyez à la contagion de ces maladies, tout en reconnaissant l'impossibilité de la démontrer ; or, de quel côté se trouve donc l'araignée? Le confrère a probablement compris que notre argument avait plus de valeur probante que son opinion et l'unanimité de celle des autres contagionistes ; car il me quitta en disant qu'il n'avait pas le temps de discuter plus longtemps la question. M. Fauvel peut donc voir par cet exemple que, dans les questions scientifiques, un bon argument vaut beaucoup mieux que l'unanimité du vote de toutes les conférences sanitaires.

La première conclusion scientifique qu'émet le congrès de Vienne, la voici : *Le choléra asiatique susceptible de s'étendre* (*épidémique*), *se développe spontané-*

ment dans l'Inde, et c'est toujours du dehors qu'il arrive quand il éclate dans d'autres pays.

Cette conclusion ne peut avoir ni de portée ni de sens tant que les délégués aux congrès sanitaires n'auront pas prouvé d'une manière définitive que le choléra asiatique est réellement contagieux ou transmissible d'homme à homme, ou bien tant qu'ils n'auront pas montré la vraie cause cholérigène dans l'Inde, et fait comprendre que, par sa nature, ne pouvant surgir dans aucun autre pays, cette cause doit se déplacer et envahir successivement les autres contrées de la terre, c'est alors seulement qu'on pourra comprendre et affirmer que le choléra, qui éclate spontanément dans l'Inde, doit toujours arriver du dehors, quand il apparaît dans d'autres pays que l'Inde. En l'absence de cette démonstration, les délégués aux conférences sanitaires, fussent-ils d'une notoriété et d'une compétence aussi incontestables que le croit M. Fauvel, n'ont pas le droit d'avancer que le fléau asiatique, qui frappe d'abord les habitants de l'Inde, se met ensuite en voyage à un moment donné, pour atteindre les autres parties du monde, parce qu'ils n'en savent absolument rien.

Nous reconnaissons volontiers l'endémicité et la spontanéité du choléra dans l'Inde, mais dans l'ignorance absolue des conditions spéciales dont dépend cette endémicité dans son berceau, nous pouvons demander sur quoi on s'appuie et de quel droit on vient affirmer que les cholériques à 10, 100, 1000 lieues de l'Inde, bref, que les cholériques d'Astrakan, de Moscou, de Saint-Pétersbourg, de Varsovie, de Vienne, de Paris, de l'Afrique et de l'Amérique, ont dû subir littéralement les mêmes conditions cholérigènes qui existent sur les bords du Gange.

A notre point de vue, les manifestations du fléau asiatique, depuis sa première apparition en dehors de l'Inde jusqu'à la dernière épidémie de 1869, justifient nos sévères protestations et les graves réserves que nous émettons que les délégués au congrès de Vienne n'auraient pas dû oublier en *imaginant* leurs conclusions.

Nul doute que l'état de nos connaissances ne nous permet pas, quelle qu'en soit la raison, de soulever un coin de l'épais voile qui couvre le secret des causes de la plupart des épidémies et du choléra en particulier, cependant, nous avons hasardé sur cette question quelques idées qu'on trouvera à la fin de notre travail : *Examen critique de diverses opinions sur la contagion du choléra.* Voici ce que nous disons à ce sujet (1):
« Les hommes s'imaginent que, pour produire un effet
« quelconque, il faut que la cause ait toujours une es-
« sence matérielle. La nature de la cause de n'importe
« quel effet est matérielle en ce qu'elle est toujours
« intimement unie à la matière ; mais dans son essence,
« elle peut ne rien avoir de matériel, et dans ce cas
« elle n'est qu'une propriété acquise de la matière ;

(1) Page 139.

« par conséquent, s'il était possible de la séparer de la « matière, et si l'on voulait le faire, cette cause n'existerait pas, mais la matière resterait dans son essence « toujours la même matière. Pour nous faire bien com- « prendre, nous voulons citer quelques exemples : « lorsque nous introduisons dans notre corps de l'ar- « senic, de l'acide sulfurique, ou bien du sublimé « corrosif, nous y plaçons une cause tout à fait maté- « rielle de la mort, ou au moins de la maladie. Dans « ce cas, c'est la matière elle-même qui est délétère, « de telle sorte que, s'il nous était possible de détruire « cette action délétère dans ces poisons, l'arsenic, l'a- « cide sulfurique et le sublimé corrosif ne seraient « plus les mêmes corps qu'ils sont.

« A présent quand avec un fer rouge, nous produi- « sons une brûlure, quand avec une pile électrique nous « donnons une secousse ou la mort à un être vivant, quand « avec le mercure congelé nous produisons une enge- « lure, la cause de la brûlure, de la mort ou de l'enge- « lure n'existe pas en elle-même matériellement, elle « n'est que la propriété que nous avons donnée mo- « mentanément à la matière, sans que l'essence de cette « dernière change ; car le fer chaud ou froid reste tou- « jours fer, le cuivre chargé de l'électricité ou non reste « toujours cuivre, le mercure gelé ou liquide reste tou- « jours mercure. Or, en méditant ce qui précède, on « comprend facilement qu'avec une révolution qui peut « s'accomplir dans la nature, les corps en général, et

« dans notre question en particulier, l'un ou l'autre des « éléments, au milieu desquels nous sommes condam- « nés à vivre, peuvent acquérir des propriétés momen- « tanément, agissant d'une manière plus ou moins « funeste sur l'organisme des hommes. Il en résulte que « la cause du choléra pourrait bien être purement et « simplement une propriété acquise passagèrement, « agissant pernicieusement sur les hommes. Cette pro- « priété n'aurait donc rien de matériel en elle-même.

« Et si cette propriété ne doit se manifester que par « son influence destructive et exclusive sur l'organisme « vivant, on conçoit facilement qu'elle puisse ne pas « être accessible à tous nos autres moyens d'investiga- « tion. Qui sait si ce n'est pas à des causes semblables « qu'il faudrait rattacher la plupart des épidémies, dans « lesquelles le système du grand sympathique, « avons-nous dit, » paraît avoir une large part. »

Ainsi, quel est donc le réactif qui constate que l'acide prussique tue instantanément, que l'émétique fait vomir, que la digitale ralentit les battements du cœur, que le malheur des nôtres nous fait souffrir, etc., si ce n'est exclusivement l'être vivant? Il est vrai que ces explications ne dévoilent pas les vraies causes du choléra ; mais si elles sont plus près de la vérité que les doctrines soutenues par les conférences sanitaires, comme tout semble le confirmer, elles devraient amener les esprits aux études de ce côté, et, dans tous les cas, elles ne conduisent pas à des applications pratiques coûteuses et tout à fait inutiles, comme le reconnaissent les congrès sanitaires eux-mêmes ; on le verra plus loin.

Maintenant nous arrivons à l'examen de la manière dont M. Fauvel cherche à prouver la filiation des dernières épidémies.

Nous ne savons si c'est pour étayer l'opinion sur la contagion du choléra, qui s'efface peu à peu devant les faits et la critique, ou bien pour se donner une teinte d'infaillibilité, en ce qu'il soutenait autrefois que le choléra épidémique ne se développait jamais spontanément en dehors de l'Inde, que M. Fauvel fait tous ses efforts pour relier les différentes apparitions du choléra depuis 1847 et pour les faire accepter comme des *phases* ou des recrudescences de cette dernière, ainsi que voulait le faire la conférence de Constantinople.

De plus, M. l'Inspecteur général reconnaît que le *retour offensif* du choléra en 1854 avait une autre source pour le midi de l'Europe, et il croit qu'il se rattachait à une importation de la Havane à Vigo, en Espagne ; importation qui fut le point de départ de l'épidémie qui a ensuite parcouru l'Espagne et le midi de la France.

Cependant la ténacité du choléra dans certaines contrées de l'Europe, en Russie en particulier, lui fait craindre que cette maladie ne rencontre là des conditions favorables à son acclimatement, et par suite à ses développements spontanés et sans importation nouvelle.

Il est tout à fait inutile, croyons-nous, de suivre le choléra dans ses apparitions et dans sa marche depuis 1847. Nous n'aurions qu'à copier les éclosions successives dans les commentaires de M. Fauvel ; d'ailleurs les faits sont les faits, nous les acceptons sans conteste ; mais il ne faut pas perdre de vue que les faits par eux-mêmes sont muets ; c'est l'intelligence et le jugement de l'homme qui les apprécient et leur assignent leur signification.

Quand un homme a été mordu par un chien et qu'il devient enragé, ou bien quand nous voyons un palefrenier atteint de la morve, ou bien un corroyeur portant un bouton de la pustule maligne, ce sont notre intelligence et notre jugement qui interviennent et qui raisonnent ainsi : Puisque l'homme mordu par un chien est devenu enragé, puisque le palefrenier est atteint de la morve, puisqu'enfin le corroyeur porte un bouton de la pustule maligne, il est *incontestable* que le chien avait la rage, le palefrenier avait affaire à un cheval morveux, et le corroyeur a travaillé des peaux des animaux morts du charbon, par la raison que nous savons, par l'expérience d'une manière irrécusable que la rage, la morve et la pustule maligne ne se développent jamais spontanément ou sans la contamination chez l'homme.

Appliquant ce raisonnement aux épidémies cholériques, nous soutenons qu'il est tout à fait illogique de vouloir relier entre elles les épidémies parues depuis 1847 et de les considérer comme des émanations les unes des autres ; 1° Parce que, de l'aveu même de tous les contagionistes, le choléra se développe, au moins dans l'Inde, spontanément chez l'homme et qu'on ne voit pas pourquoi il ne puisse se développer dans d'autres pays de même ; 2° parce qu'il existe un grand nombre des faits tirés de la marche pandémique de cette maladie dans lesquels il est impossible de trouver une filiation, qu'on les observe chez les hommes en particulier, ou comme importations dans les localités ; 3° parce qu'enfin, dans l'ignorance complète des conditions spéciales cholérigènes dans l'Inde, le bon sens ne permet pas d'affirmer que ces conditions ne puissent naitre partout ailleurs.

Il est bien étonnant qu'on ne sente pas que les attaches ou les raisonnements à l'aide desquels on voudrait établir ces paternités ne prouvent absolument rien dans l'espèce, n'étant que des produits de l'imagination et de simples appréciations de l'homme, et que par conséquent, ces appréciations ne sont pas des dogmes scientifiques.

Si l'on voulait avoir des preuves de ce qui précède, nous les trouverions dans les différentes manières de voir des contagionistes à propos des mêmes faits de la contagion.

Ainsi nous voulons rappeler seulement l'appréciation du fait de l'importation du choléra au Havre en 1873 ; celle de l'importation à la Guadeloupe en 1865 ; le fait de la filiation des épidémies cholériques depuis 1847, qu'un autre contagioniste apprécie tout autrement que M. Fauvel, on trouvera encore la preuve que les assertions des contagionistes ne sont pas des dogmes scientifiques, dans la légèreté avec laquelle ce dernier s'explique sur la propagation du choléra dans les départements du midi de la France en 1854, car il dit à ce propos : « On peut y voir une extension de la maladie « *provenant du Nord*, ou bien une importation de « l'Espagne, et, à défaut des renseignements précis, « *nous avons jugé celle-ci plus probable*, » et voilà l'importation du choléra de l'Espagne en France bien déterminée! ce n'est pas plus difficile que cela, quand on est inspecteur général des services sanitaires de la France : *Sic volo, sic jubeo, sit pro ratione voluntas.*

M. Fauvel soutient dans le rapport de la conférence de Constantinople que le choléra ne se propage jamais à travers le désert. Vérollot cite dans son ouvrage (1) un fait qui contredit cette opinion en établissant que des pélerins venant de Keberla ont apporté le choléra à La Mecque, après avoir traversé le désert ; mais M. Fauvel, pour ne pas avoir un démenti, soutient que la maladie règnait aussi à Djeddah à la même époque, donc il est plus rationnel de la faire venir de cette dernière ville, car alors elle n'avait pas eu besoin de traverser le désert, et voilà tout. *Sic volô, sic jubeo, sit pro ratione voluntas.* Le lecteur acceptera l'opinion qui lui plaira mieux.

(1) Du choléra-morbus en 1845, 1846 et 1847.

Enfin on peut voir que les affirmations de M. Fauvel ne sont pas des dogmes scientifiques, non-seulement dans la divergence d'appréciation des mêmes faits par lui et les autres contagionistes, mais on peut le remarquer dans le cas qu'il fait de ses propres opinions, dont il change selon le besoin. Nous rappellerons toujours qu'à propos de l'épidémie de Kiew, en 1869, il est venu affirmer à l'Académie que la maladie de cette ville était le choléra asiatique, qu'il s'y est développé spontanément ; mais que, dans sa conviction, il s'y éteindra sur place. Et, comme cette épidémie s'était étendue partout ailleurs, contrairement à son opinion, M. Fauvel a soutenu quatre ans plus tard, devant la même assemblée, que l'épidémie de Kiew n'était qu'une succession ou filiation de celles qui ont régné en Europe depuis 1847 !

A cette occasion, qu'il nous soit permis de dire quelques mots à propos de la manière dont se comporte le choléra dans le désert. Les contagionistes et M. l'Inspecteur général paraissent y attacher une certaine importance. Dans la dernière discussion à l'Académie de médecine touchant la propagation du choléra, un orateur a dit que cette maladie s'arrête où s'arrête l'homme, nous avons déjà répondu ailleurs à cette assertion en expliquant que, comme le choléra n'attaquait que les hommes, il était tout naturel qu'on ne le rencontrât pas se promenant bras dessus patte dessous avec les animaux sauvages du désert de l'Afrique ou des forêts vierges de l'Amérique inhabitées par les hommes. Nous trouvons encore dans le rapport de M. Fauvel (Conférence de Constantinople) « une expérience qui remonte aux premières « apparitions du choléra hors de l'Inde, a appris, en « effet, qu'un grand désert était le meilleur de tous les « obstacles à la propagation du choléra. Elle a démon- « tré que non-seulement un tel espace n'était jamais « franchi d'un bond par la maladie, mais encore « qu'une caravane nombreuse, partie d'un point où ré- « gnait le choléra, s'en débarrassait peu à peu dans sa « marche à travers le désert et arrivait entièrement pur- « gée, pourvu que son voyage ait duré plus d'une « vingtaine de jours. » Et plus loin, nous lisons : « Ainsi « cet air libre, cette atmosphère à travers laquelle on a « supposé que le principe du choléra pouvait se trans- « porter à des grandes distances, serait au contraire « le purificateur et le destructeur de ce principe. » Nous ferons d'abord observer que, si le principe du choléra ne peut être transporté par l'atmosphère, il pourrait bien ne pas être volatil ; ensuite comment peut-on avancer que ce principe peut être purifié et détruit par l'atmosphère, puisque sa réalité n'a jamais été démontrée ? Bien plus, M. Fauvel lui-même le considère comme un *idéal*.

Nous avons déjà donné plus haut la cause toute naturelle pour laquelle le choléra s'arrête devant le désert, à présent nous allons expliquer la raison non moins simple pour laquelle les caravanes entrant dans un désert avec des cholériques s'en débarrassent pendant leur voyage plus ou moins prolongé, circonstance que M. Fauvel cherche à expliquer par les influences du désert.

Tous les hommes savent par l'expérience aussi, que le choléra, depuis qu'on l'observe et dans toutes les localités, grandes et petites, en Europe ou ailleurs, commence, augmente d'intensité, acquiert un summum, puis diminue et disparaît après un règne plus ou moins prolongé et toujours en rapport avec la grandeur de ces localités. Ainsi nous savons très-bien que cette épidémie, dans ses apparitions successives, a existé à Paris de six mois à deux ans, tandis qu'à Montargis qui, avec son arrondissement, contient à peu près 75,000 habitants, le choléra n'a duré que pendant six semaines (1); il n'y a donc rien d'extraordinaire qu'une caravane, composée d'un personnel relativement peu considérable, entrant avec des cholériques dans un désert, s'en débarrasse au bout de vingt ou trente jours de voyage, et il n'est pas nécessaire d'en chercher la cause dans l'air libre, dans l'atmosphère ou tout autre influence du désert, autrement il faudrait aussi attribuer aux mêmes circonstances la disparition du choléra au bout de six semaines, à Montargis.

On pourrait bien se demander : les raisons de l'arrêt du choléra là où s'arrête l'homme et de sa disparition dans une caravane voyageant pendant quelque temps

(1) *Mémoire de M. Huette*, cité dans le Rapport de M. Fauvel.

dans un désert, étant si simples et si naturelles, pourquoi ne les a-t-on pas comprises, et pourquoi est-on allé chercher dans quelques influences extraordinaires du désert les causes de ces phénomènes ?

On en trouvera l'explication dans l'anecdote suivante : Dans une réunion d'hommes, des groupes se sont formés, les uns pour jouer, les autres pour causer, et, dans un de ces groupes, il y avait un individu qui faisait des charades que l'entourage devinait tant bien que mal; lorsqu'un des assistants dit qu'il allait amener deux hommes qui devineront à l'instant les plus difficiles énigmes. En présence de notre homme, ceux-ci lui dirent avec une certaine hauteur : Voyons donc une de vos charades, celui-ci après les avoir regardés et réfléchi un moment, leur posa cette charade : Le premier s'appelle *mousse* et le second *tache*, tous les deux se trouvent sous le nez, et quand on mange la soupe, cela trempe dans le bouillon. Après avoir parlé de toutes les mousses et des taches du soleil, ils n'ont jamais pu rapprocher les deux mots et deviner la charade, parce que l'explication en a été trop simple pour ces grands charadistes, exactement comme nos *très-savants* confrères n'ont pas pensé aux explications très-simples et tout naturelles des manifestations du choléra dans le désert.

Par les développements qui précèdent, nous avons voulu faire bien sentir que les assertions de M. Fauvel ne sont pas des vérités dogmatiques, en montrant que les faits qu'il apprécie de telle ou telle manière sont interprêtés différemment par d'autres contagionistes, et que lui-même change d'opinion sur les mêmes faits, selon les circonstances.

Profitant de l'occasion, M. Fauvel quitte pour un moment les conclusions du congrès de Vienne pour combattre les idées de M. Tholozan. Celui-ci soutient, et selon nous avec raison, que le choléra qui en 1852 a pris en Pologne une grande extension, s'est développé spontanément en Europe, et qu'il en était de même avec celui de 1869.

M. Fauvel dit à ce propos : « Sans doute, si l'on con-« sidère isolément chaque épidémie partielle, à la-« quelle a donné lieu l'invasion de 1847 en Europe, on « arrive à reconnaître que certains pays ont été frap-« pés plusieurs fois durant l'évolution complète de la « grande épidémie due à cette invasion : telle fut la « France atteinte depuis la fin de 1848, jusqu'en 1850 « et frappée de nouveau à la fin de 1853, après un in-« tervalle de trois années nettes, par un *retour offensif* « de la même épidémie par rapport à son origine.

« Pour la France considérée isolément, ce sont sans « doute deux épidémies distinctes, séparées par un in-« tervalle net, mais pour l'histoire du choléra en Eu-« rope, ce ne sont que *deux phases* séparées de la « même épidémie due à l'invasion de 1847, parce que « tous les faits s'y enchaînent sans interruption. Telle « est la manière de voir qui avait prévalu à Constan-« tinople. »

Nous répondrons à cette citation qu'elle montre en effet la manière de voir à ce sujet de la conférence de Constantinople et de M. Fauvel, mais cette manière de voir de la conférence et de son rapporteur ne prouve aucunement que les deux épidémies de 1852 et 1869 soient réellement de simples *phases* de la même épidémie due à l'invasion de 1847, et qu'elles soient d'origine indienne.

En effet, cette manière d'envisager la filiation des épidémies est tout arbitraire et illogique. Rigoureusement parlant, toute épidémie sera toujours la même, si la maladie que ce mot désigne et qui règne épidémiquement dans une localité présente tout à fait les mêmes symptômes que l'épidémie précédente ; ainsi une épidémie de variole, de rougeole, de scarlatine, de fièvre typhoïde, etc., sera toujours une épidémie de variole, de scarlatine, de rougeole, etc., même lorsque les deux épidémies seraient séparées par un intervalle net de trois, cinq, dix et vingt ans ; mais les considérer comme une continuation et une filiation l'une de l'autre, autrement dit, qu'elles sont produites par une influence incessante de la cause qui a donné naissance à la première, c'est une erreur capitale. C'est une erreur complète, d'abord en elle-même, car le bon sens ne comprend pas qu'une cause agissant incessamment ne produise pas un effet incessant sur les hommes, et si cette cause disparaît pour un moment, ce n'est plus exactement la même cause qui produit le nouvel effet. Cette erreur devient encore plus évidente pour celui qui reconnaît que, dans l'ignorance absolue, répéterons-nous toujours, des conditions spéciales qui produisent le choléra dans l'Inde, il n'est permis à qui que ce soit d'affirmer que ces mêmes conditions cholérigènes ne puissent naître *spontanément* à des époques plus ou moins éloignées et à de grandes distances de l'Inde.

M. Fauvel a d'autant moins le droit de chercher à établir cette filiation entre les épidémies cholériques séparées par des intervalles nets, qu'il dit ailleurs : « Toutefois cette *revivification* du choléra en Russie, « plusieurs années après l'invasion, alors qu'il n'y res- « tait plus que des manifestations partielles de la mala- « die, et que celle-ci était éteinte partout en Europe « me porta à conclure qu'il se pourrait bien que le cho- « léra fût devenu endémique dans certaines régions de « la Russie. »

Cela veut dire, croyons-nous, que M. l'Inspecteur général qui soutenait autrefois que le choléra épidémique ne se développait jamais sur place dans les contrées européennes, croit maintenant que cette maladie pourrait bien trouver ses conditions spéciales en dehors de l'Inde et naître spontanément en Europe. Mais alors pourquoi faire de vains efforts pour rapprocher les épidémies séparées par des intervalles nets et chercher à établir une filiation entre elles impossible à démontrer ?

Une autre erreur de M. Fauvel démontrant la filiation des épidémies de choléra depuis 1847, se trouve encore dans les termes dont il se sert dans son argumentation : *revivification, retour offensif, nouvelles phases, acclimatement, foyer, etc.*, du choléra. Nous trouvons dans ses commentaires le passage suivant : « C'est pour cela que l'année dernière, quand M. Tho- « lozan est venu exposer sa doctrine à l'Académie, j'ai « dit que c'était affaire de pure logomachie ; logoma- « chie dangereuse en ce qu'elle tendait à faire croire « que le choléra épidémique et envahissant pouvait se « développer spontanément en Europe, tandis que rien « n'est moins démontré par les faits mêmes qu'il in- « voque. » Et tout à l'heure on a pu voir que M. Fauvel croyait lui-même que le choléra semble avoir trouvé en Russie les conditions spéciales de son endémicité, par conséquent de sa spontanéité ! Mais passons sur cette contradiction.

Certes, nous ne sommes pas chargé de défendre les opinions de M. Tholozan, mais puisqu'elles rentrent dans la question dont nous nous occupons, M. l'Inspecteur-général me permettra de lui dire que toute la citation qui précède n'a pas de sens. Nous venons de relever d'abord une contradiction qu'elle renferme, à présent nous montrerons que, s'il y a logomachie, expression pour laquelle M. Fauvel paraît avoir une grande prédilection, elle ne se trouve pas du côté du confrère qu'il critique, mais elle est réelle dans les termes précités et soulignés plus haut, elle se trouve dans ce passage même et dans l'emploi du mot *logomachie*.

Car M. Tholozan, en envisageant le choléra de 1852

comme une épidémie nouvelle, ayant eu son origine en Europe, pourrait bien se tromper dans ses appréciations, comme M. Fauvel se trompe dans les siennes en avançant que ce sont des *phases* de la même épidémie. M. Tholozan pourrait bien être inconséquent dans ses déductions, comme cela arrive à M. Fauvel, tout cela serait *des erreurs de logique* à lui démontrer, comme nous le faisons à M. Fauvel ; mais cela ne serait pas une *logomachie*, c'est-à-dire une querelle et une confusion des mots.

Ensuite M. Fauvel appelle l'opinion de M. Tholozan une *logomachie dangereuse* parce qu'elle tendrait à faire croire que le choléra épidémique peut se développer spontanément en Europe. Eh bien ! nous contestons ce danger, nous croyons au contraire cette *logomachie* salutaire parce qu'elle exprime une manifestation du choléra incontestable ; mais les expressions de M. Fauvel, soulignées plus haut, sont une logomachie vraiment dangereuse, en ce qu'elles ne prouvent rien, comme on va le voir, et qu'elles exigent des mesures restrictives vexatoires et tout à fait inutiles, en entretenant une profonde erreur, c'est-à-dire que le choléra ne se développe jamais spontanément en dehors de l'Inde, opinion que M. Fauvel abandonne lui-même, comme on vient de le voir.

A présent, montrons la *logomachie* dans les termes suivants : *revivification*, *retour offensif*, *nouvelles phases*, *foyer*, qui ont une signification claire et bien déterminée, quand on les applique à des réalités, par exemple : revivification d'un animal, retour offensif d'une armée, nouvelle phase de la lune, acclimatement d'une plante, etc., parce que l'animal, une armée, la lune, la plante existent réellement ; mais ces expressions employées à propos des épidémies ou des maladies deviennent de vraies *logomachies* étant appliquées à de simples conceptions d'esprit, n'ayant par elles-mêmes aucune existence matérielle. Ainsi *épidémie* n'est qu'un mot désignant la manière dont une maladie se manifeste, et *maladie* n'est qu'une manifestation d'un organisme vivant dont les fonctions ont été dérangées. Chaque épidémie n'existe qu'autant que dure la maladie, et celle-ci disparait sans retour avec la mort ou la guérison de l'être malade; chaque maladie, et par conséquent chaque épidémie, existe par et pour elles-mêmes, et une fois éteintes, elles ne peuvent être revivifiées; c'est une impossibilité absolue.

Un homme frappé du choléra à côté ou à une grande distance d'un cholérique a bien le choléra, mais ce n'est pas le choléra du premier qui se serait revivifié et transporté comme une entité dans l'autre; exactement comme une pneumonie d'un malade ne peut être revivifiée comme une entité et transportée sur un autre individu.

On comprend donc que chaque malade a sa maladie exclusivement propre à lui, et chaque épidémie est une manifestation qui cesse absolument avec la maladie ; ni l'une ni l'autre ne peuvent être revivifiées.

Par ces développements, après avoir bien déterminé la signification des mots *épidémie* et *maladie* ou choléra, nous avons voulu montrer la *logomachie* dans ces expressions employées comme elles sont, dans ce cas, par M. Fauvel, et en faisant sentir que ces termes ne désignent que des manifestations qui n'ont aucune existence substantielle, nous avons fait voir non-seulement qu'elles ne peuvent être revivifiées, mais encore qu'elles ne peuvent ni former des foyers, ni faire des retours offensifs, ni même être acclimatées.

Si ces explications amenaient M. Fauvel à reconnaître que sa manière de s'exprimer ne s'applique pas au choléra comme maladie ou épidémie, mais à la *cause spéciale* de cet état morbide, nous répondrions que les mots dont il s'agit, même appliqués à la cause du choléra, n'ont pas plus de sens ; parce que M. Fauvel, comme tous les médecins, est dans l'ignorance complète relativement à la nature de cette cause ou des conditions spéciales sous l'influence desquelles naît le choléra. Par conséquent, il ne peut affirmer que ces conditions puissent être revivifiées, faire un retour offensif, ou être acclimatées, etc.

Or, dans cette ignorance absolue sur la nature, la manière d'exister et d'agir des causes du choléra, il n'est permis à personne de soutenir que des épidémies successives de choléra, surtout séparées par des intervalles nets, sont des revivifications ou les conséquences les unes des autres, qu'elles ne se sont pas développées dans les localités sur place et chez chaque malade spontanément ; il n'est permis à personne d'affirmer une filiation entre les épidémies, quand, d'après les explications dans lesquelles nous sommes entrés, on ne peut même pas soutenir que le choléra d'un individu puisse passer comme une entité dans un autre et que: ces individus n'ont pas été atteints indépendamment l'un de l'autre.

Nous prévoyons bien qu'à la fin on pourrait nous reprocher d'être entré dans des développements un peu longs à propos des expressions dont on s'est servi dans un sens figuré ; nous répondrions à cette objection que c'est justement ce *sens figuré* qui nous a fait entrer dans ces explications, parce que ces métaphores : *revivification*, *foyer*, *retour offensif*, *acclimatement*, *etc.*, du choléra ne signifient rien ; la nature ne se manifeste pas, dans ses actes, par des métaphores. Aussi croyons-nous que, si M. Fauvel avait voulu exposer ses idées dans des termes non figurés, il n'aurait pu développer d'une manière compréhensible ce qu'il voulait dire, et faire passer sa doctrine erronée touchant la filiation des épidémies cholériques parues depuis 1847.

Nous ne contestons à personne la liberté de parler par des métaphores, seulement il faut que le sujet qu'on traite ainsi soit parfaitement connu et bien déterminé, afin qu'on puisse comprendre le sens figuré des mots ; mais quand, dans les questions qui sont impénétrables, comme le sont les causes de l'endémicité et de la pandémicité du choléra, on se sert des termes dans un sens figuré, on se donne l'air de dire quelque chose et l'on fait accepter quelquefois ses métaphores comme de l'argent comptant, quand au fond on ne dit et on ne prouve absolument rien. En un mot, il ne faut pas parler par des métaphores dans les questions qui elles-mêmes ne sont, pour ainsi dire, que des métaphores.

Pour nous résumer, nous affirmons que M. Fauvel n'a pas démontré devant l'Académie que les épidémies de choléra qui se sont succédé depuis 1830 ou depuis 1847 soient des filiations successives l'une de l'autre, c'est-à-dire qu'elles se seraient développées sous l'influence de l'une et même cause venue à telle ou telle époque de l'Inde, et qui se serait revivifiée plusieurs fois en Europe.

Nous nous occuperons maintenant des commentaires concernant les quarantaines dont M. Fauvel est toujours un grand partisan. Il croit avoir produit, par son arrivée au congrès, une révolution dans les opinions des délégués. On a désigné une autre commission dont il a été nommé rapporteur, et l'on va voir la valeur de ses arguments, ayant pour but de maintenir les quarantaines en Europe. En voici les principaux motifs :
« Le principe sur lequel ces propositions (le règlement
« proposé) s'appuient, a été exposé maintes fois devant
« la conférence, c'est le principe fondamental des qua-
« rantaines qui veut qu'entre le moment où un indi-
« vidu est sorti d'un foyer de choléra, et celui où il doit
« être mis en libre pratique, il se soit écoulé un temps

« suffisant pour donner une garantie, sinon certaine, « du moins très-probable que cet individu a échappé « aux atteintes de la maladie. Or, ce temps suffisant « repose lui-même sur cette donnée scientifique, con- « sacrée par l'expérience, que la durée de l'incubation « du choléra, dans la presque totalité des cas, ne dé- « passe pas quelques jours. » Et plus loin nous lisons : « Là (l'extrême Orient), le péril est plus grand et le « but à atteindre plus important, puisqu'il ne vise à « rien moins qu'à préserver l'Europe des nouvelles im- « portations du choléra. Aussi la conférence a-t-elle, « avec raison, déjà recommandé l'application dans la « mer Rouge et dans la mer Caspienne des mesures « quarantenaires plus rigoureuses, mesures qui ont « été nettement spécifiées par la conférence de Cons- « tantinople et auxquelles, pour le moment, nous ne « voyons rien à changer. »

Dans ces citations, on peut lire plusieurs propositions dont chacune malheureusement est une erreur. On trouve dans la pratique médicale des maladies dans lesquelles, soit à cause de leur incurabilité, soit à cause de l'impossibilité de reconnaître leur nature, on a recours à des moyens dont on dit vulgairement : Si cela ne fait pas de bien, cela ne fait pas de mal. L'embarras dans le choix des moyens préventifs contre le choléra dépend de l'ignorance complète de la vraie cause de l'existence et de la propagation de cette maladie, aussi les mesures restrictives ne sont-elles basées que sur cette *simple hypothèse* que le choléra pourrait bien être contagieux.

Or, s'il est permis dans certaines circonstances, de recourir aux moyens parce que s'ils ne font pas de bien, ils ne font pas de mal, il n'en est pas de même avec les quarantaines, parce qu'on les met en pratique contre une cause, la contagion du choléra qui n'a jamais été démontrée, et parce que, tout en ne faisant aucun bien, de l'aveu même des contagionistes, on va le voir plus loin, elles font beaucoup de mal dans les relations commerciales, sociales et internationales. Et citer un seul fait, celui de Marseille, en présence de l'inefficacité de toutes les quarantaines, ne signifie rien, ce fait n'étant autre chose que l'affaire d'interprétation.

Une autre erreur que commet M. Fauvel se trouve en ce qu'il avance que le principe fondamental des quarantaines serait leur durée qui devrait être basée sur la durée de l'incubation du choléra. D'abord le principe fondamental des quarantaines n'est pas l'incubation, mais bien la contagion du choléra. C'est celle-ci qui est le principe fondamental, et la raison essentielle des mesures quarantenaires, leur durée devient ensuite un détail de l'organisation. Quand on aura démontré la contagion et fait voir son principe contagieux, la durée de l'incubation, et par suite celle des quarantaines, pourra être fixée avec précision. Car si M. Fauvel entend, comme la science l'indique, par incubation le temps écoulé à partir de l'introduction d'un germe contagieux dans le corps de l'homme, jusqu'au moment de l'éclosion de la maladie correspondante, nous demandons comment il peut préciser la durée de l'incubation du choléra dont le principe contagieux lui est absolument inconnu et quant à son mode d'action et même quant à son existence ?

Une difficulté insurmontable, créée par les contagionistes eux-mêmes, pour pouvoir préciser la durée de l'incubation, la voici : Les conférences sanitaires, et M. Fauvel admettent que le choléra peut être transmis non-seulement d'homme à homme, mais encore par les effets à usage des cholériques, par les aliments, par les boissons, par les déjections alvines, par les animaux appartenant à des cholériques, par les marchandises, par les cadavres, etc. Or, en présence de tant de moyens de transmissions, comment M. Fauvel peut-il savoir le moment de l'intussusception du germe cholérique, autrement dit, comment peut-il affirmer qu'un cholérique a absorbé le germe contagieux à côté d'un cholérique qu'il a visité, et qu'il ne l'a pas pris à une époque plus éloignée ou plus rapprochée dans les effets d'un autre cholérique, ou bien dans les marchandises, ou bien en buvant de l'eau, ou bien en passant à côté d'un chien appartenant à un cholérique, ou à côté d'un enterrement ou enfin à côté ou dans l'escalier d'une maison où il y avait peut-être une personne atteinte du choléra ?

En présence de toutes ces possibilités d'être infecté par le prétendu germe cholérifère, nous défions

M. l'Inspecteur général de donner un seul fait dont il serait capable de conclure qu'à telle ou telle occasion, le cholérique a été frappé par le principe cholérigène et de préciser le moment du commencement de l'incubation.

Une autre grande difficulté d'établir avec précision la durée de l'incubation et par suite la durée des quarantaines dépend de ce qu'il n'est pas possible de fixer la fin de cette incubation. Car il y a des contagionistes qui prétendent que l'incubation finit avec l'apparition de la diarrhée prémonitoire, d'autres sont d'avis qu'elle dure jusqu'à l'éclosion du choléra confirmé. Or, on doit se demander sérieusement quelle opinion il faut suivre dans la détermination de la durée de l'incubation et de celle des quarantaines?

Pour faire bien sentir l'importance de toutes ces réserves dans la question et la futilité des motifs qu'on avance pour fixer la durée de l'incubation et par conséquent celle des quarantaines, nous allons rappeler ce qui est arrivé avec des émigrants allemands, partis du Havre pour l'Amérique et dont nous avons parlé déjà plusieurs fois ; nous invoquons encore ces faits parce qu'ils sont bien connus et parce que c'est M. Fauvel qui en est l'appréciateur.

Ainsi ces émigrants ont été frappés du choléra le seizième et le vingt-troisième jour après leur départ du Havre. M. Fauvel dit que dans ces cas la durée de l'incubation a été de seize et de vingt-trois jours, et puis il fixe la durée de la quarantaine à quelques jours seulement! Mais n'insistons pas sur cette inconséquence et montrons qu'il faudrait ajouter à ces seize et vingt-trois jours une dizaine de plus, puisqu'ils n'ont pas emporté le germe cholérique du Havre où il n'y avait pas de choléra, mais de l'Allemagne où il existait, dit M. Fauvel; donc il faudrait comprendre dans la durée de l'incubation tout le temps depuis leur infection jusqu'au moment de leur départ de Hambourg, tout le temps de leur voyage depuis cette dernière ville jusqu'au Havre, et tout le temps de leur séjour dans ce port, points des plus importants dans la question et sur lesquels on n'a aucun renseignement; mais M. l'Inspecteur général des services sanitaires de la France raisonne ainsi : les émigrants ont emporté le germe contagieux de l'Allemagne, et comme ils ont été atteints par le choléra le seizième et le vingt-troisième jour après le départ du Havre, donc la durée de l'incubation est de seize à vingt-trois jours! Mais ce n'est pas tout, il faudrait encore nous dire comment M. Fauvel peut-il savoir que ces émigrants ont été infectés personnellement en quittant leur patrie et qu'ils n'ont pas emporté le germe cholérique dans leurs hardes enfermées dans les malles? Dans ce cas l'incubation n'a pas commencé avec leur départ, soit de l'Allemagne, soit du Havre, mais au moment où leurs malles ont été ouvertes.

Et puis sait-on quand l'incubation du choléra a fini dans ces cas? est-ce avec l'apparition de la diarrhée, ou bien avec celle du choléra confirmé? L'ignorance complète sur ces faits ne permet pas de fixer à n'importe quelle durée l'incubation de la maladie chez ces émigrants, et par conséquent de déterminer la durée de la quarantaine.

On peut voir par ces faits à quelle insignifiance et à quelle incertitude on arrive dans les conceptions théoriques et puis dans les applications pratiques, quand pour se guider dans ses raisonnements, on n'a pas des faits positifs, mais seulement son propre arbitre et son imagination.

La dernière et la plus funeste proposition, en admettant que le choléra ne se propage que par la transmission d'homme à homme, émise par M. Fauvel, est, qu'il suffit de limiter les mesures quarantenaires à la mer Rouge et à la mer Caspienne. Car en considérant les invasions du choléra depuis 1830, nous croyons être dans le vrai en affirmant que ni les conférences sanitaires ni M. l'Inspecteur général ne peuvent prédire que la prochaine invasion du choléra, si l'Europe doit en être affligée, se fera par terre ou par mer, ou bien que celui-ci ne se développera pas spontanément dans telle ou telle ville de cette partie de la terre; et M. Fauvel doit garder une réserve d'autant plus grande quant à cette question, qu'il commence à croire, comme cela a été déjà dit plus haut, à l'endémicité possible de cette maladie sur notre continent.

On veut établir des quarantaines sur la mer Rouge et

sur la mer Caspienne pour nous préserver du choléra qui vient toujours, soutient-on, de l'Inde par la transmission d'homme à homme. Si ces assertions sont exactes, comment se fait-il que cette maladie ne se propage pas épidémiquement tous les ans, au moins sur les pays de l'Asie avoisinant l'Inde, bien que ces vastes possessions anglaises ne soient pas entourées des quarantaines.

Nous dirons ensuite que, si la source du choléra sont les Indes et s'il est vrai que cette maladie ne se propage que par la contagion ou la transmission, il est de la dernière évidence que ce sont ces pays qui doivent être entourés par des mesures quarantenaires les plus sévères. Qu'on ne vienne pas nous parler de l'impossibilité ni même de la difficulté d'établir ou de maintenir des mesures semblables en Asie. Que les délégués aux conférences sanitaires démontrent d'une manière incontestable que le choléra est contagieux et qu'il ne s'étend que par la transmission, et nous garantissons que tous les gouvernements et toutes les nations se mettront d'accord, sans avoir égard aux relations commerciales et sociales, pour entourer les Indes de barrières infranchissables et imposeront aux voies de communication des règlements de la plus grande sévérité pour arrêter les débordements du fléau asiatique.

D'ailleurs, qu'importe aux délégués des conférences sanitaires les difficultés d'exécution de telles ou telles entraves restrictives qui pourraient nous garantir immanquablement contre les invasions du choléra, on ne les convoque pas dans le but de chercher et de montrer les difficultés dans l'exécution des quarantaines, leur mission était de proposer des mesures les plus capables de nous préserver d'une terrible maladie.

Mais à cette fin, il fallait résoudre la question essentielle que nous répéterons toujours, savoir : Démontrer la contagion et faire voir son principe contagieux, et puis déduire d'une rigoureuse observation de leur manière de se manifester les règles précises pour l'établissement des quarantaines sérieuses. Telle était et telle sera toujours la mission capitale des conférences sanitaires.

Mais quand, pour prouver leurs opinions, les délégués n'ont pas d'autres arguments à produire que de simples assertions qui se trouvent dans les conclusions du congrès de Vienne et qu'ils ne comprennent pas que ces assertions ne peuvent conduire à aucune application pratique efficace, cela dénote une philosophie courte et un jugement insuffisant.

Ainsi nous demandons quelle importance cela peut-il avoir dans la détermination des gouvernements quant aux quarantaines et au mode de leur institution, quand on dit :

1° La conférence *accepte* ou *admet* la transmission du choléra d'homme à homme, comme si cela prouvait quelque chose, ou bien

2° Le choléra *peut* être transmis par les effets à usage des cholériques, ou bien

3° Le choléra *peut* être propagé par les boissons, et particulièrement par l'eau, ou bien

4° On ne connaît aucun fait probant de la transmission du choléra par les animaux à l'homme, mais il est *très-rationnel d'en admettre la possibilité*, ou bien

5° La conférence a admis *la possibilité* de la transmission du choléra par les marchandises, *bien qu'elle ne possède pas de preuves à l'appui de son opinion, etc.;* comme on n'a pas des preuves non plus pour les autres opinions, et comme M. Fauvel n'avait pas de preuves de l'importation du choléra au Havre en 1873 qu'il affirmait devant l'Académie, comme il n'en a pas non plus de la filiation des épidémies observées depuis 1847 et qu'il cherchait à établir par des métaphores.

En présence de ces incertitudes et de si futiles arguments, faut-il s'étonner que les applications pratiques s'en ressentent, que les gouvernements n'attachent pas une grande importance aux conclusions des conférences et que le commun des mortels, qui ne manque pas de bon sens, qui observe et qui comprend, non-seulement viole les mesures quarantenaires, mais encore s'oppose à leur établissement.

Nous sommes entrés dans ces longues explications parce qu'elles renversent les trois propositions de M. Fauvel :

1° Qu'il faut maintenir les quarantaines.

2° Que leur durée ne doit pas dépasser quelques

jours, parce que telle est la durée de l'incubation du choléra.

3° Qu'il suffit d'établir les quarantaines dans les mers Rouge et Caspienne.

A présent, pour nous résumer, nous posons encore une fois trois défis aux conférences sanitaires et à M. Fauvel, savoir :

1° De produire un seul fait qui prouve d'une manière *irréfutable* que les quarantaines ont arrêté le choléra dans sa progression au moins une seule fois.

2° De citer un seul fait dont il résultera *indubitablement* que telle ou telle a été la durée de l'incubation.

3° De préciser par quelle voie de mer ou de terre viendra le prochain choléra, et qu'il ne se développera pas *sur place* en Europe.

Il est évident qu'on se trouvera toujours dans l'impossibilité de répondre victorieusement à ces défis par la raison qu'on n'a pas de points d'appui solides pour résoudre ces questions définitivement. Ces points d'appuis solides seraient la démonstration de l'existence indéniable de la contagion à distance, de son principe contagieux, et par suite de sa manière d'exister et d'agir.

Ce sont ces motifs aussi pour lesquels aucun contagioniste n'a pu répondre définitivement à notre défi, tant de fois adressé, de nous montrer un seul fait d'une maladie épidémique, et par conséquent du choléra, dont on serait obligé de conclure forcément que ce fait a été l'effet de la contagion, comme on est forcé de conclure à la contagion dans un cas de rage, ou de la syphilis, ou de la morve, ou de la pustule maligne, parce que ces maladies ont un principe réel et communicable, et qu'elles ne se développent jamais *spontanément* chez l'homme ; lorsque les épidémies, répéterons-nous encore, et par conséquent le choléra, n'ont pas de principe communicable et se développent *spontanément* chez l'espèce humaine.

Nous aurions voulu avoir les discours qui ont été prononcés au congrès de Vienne pour les analyser et faire voir leur insignifiance démonstrative dans la question, si nous en jugeons par les doctrines exposées par *Semmola*, professeur à Naples, dont nous avons pu nous procurer l'allocution.

M. Souza Martin, délégué du Portugal, conséquent au moins avec ses opinions contagionistes, a cherché à prouver que les quarantaines étaient les mesures les plus sûres et les plus efficaces pour empêcher la propagation du choléra. M. Semmola, contagioniste aussi, a répondu qu'il était de la même opinion à cet égard, seulement la quarantaine, à son avis, doit être « synonyme d'isolement, et non pas une comédie. »

Mais, si les quarantaines n'ont été et ne peuvent être que des comédies, cela tient, dirons-nous au savant professeur, à ce que les doctrines soutenues et les conclusions qui en sont déduites par les délégués ne sont que des hypothèses plaisantes et ne peuvent servir de règles fixes et bien déterminées pour l'institution des quarantaines, par conséquent l'inefficacité des mesures quarantenaires ne dépend pas du défaut de leur organisation, mais le défaut de leur organisation dépend surtout de l'absence des démonstrations scientifiques.

M. Semmola continue, en avançant qu'on a proposé d'établir les quarantaines seulement sur les points d'irruption du choléra en Europe, parce que, quand le fléau a franchi ces limites, la mesure sur d'autres points devient inutile, *les communications par les chemins de fer* lui ôtent toute sa valeur. C'est sa manière de voir. Pour ce qui nous concerne, nous croyons d'abord que le délégué italien est incapable d'indiquer avec certitude les points d'irruption de la maladie, ensuite qu'il ne doit pas se préoccuper tant des difficultés qui résultent des communications par les voies ferrées, il n'a n'a qu'à démontrer l'existence et la manière d'agir du principe contagieux du choléra, et nous pouvons l'assurer de l'établissement et du maintien des quarantaines très-sévères, comme cela a été dit plus haut.

Pour prouver l'inutilité des quarantaines en Europe, M. Semmola déclare plus loin qu'en 1854 le gouvernement napolitain avait pris des mesures très-sévères et que, malgré tout, le choléra a éclaté à Naples. Cependant, dit-il, *les chemins de fer n'existaient pas* à cette époque dans les états napolitains. Donc, il nous semble que c'était une raison pour rejeter la contagion, et non pas pour protester contre les chemins de fer qui n'existaient pas encore. En 1865, le choléra, continue-t-il ensuite, est venu de l'Inde par la voie de mer, mais il ne dit pas comment il sait qu'il n'est pas venu par terre. Le choléra éclate à Suez à ce moment, arrive à Alexandrie, de là il se propage à Beyrouth, en Chypre, à Constantinople, à Ancône, à Marseille, à Paris et ailleurs ; mais il se garde bien de dévoiler la nymphe qui lui a dit, que le choléra s'est communiqué par la contagion de telle ville à telle autre, et qu'il n'est pas venu directement de l'Inde dans chaque ville, ou qu'il ne s'y est pas développé sur place. Seulement s'il garde un profond secret sur ces questions, il affirme en revanche que les mesures protectrices des quarantaines ont été parfaitement observées en Italie, même avant la conférence de Constantinople, et que la Turquie n'avait épargné aucune dépense, n'avait reculé devant aucun sacrifice pour la stricte et rigoureuse exécution des mesures sanitaires, et cependant le choléra s'est déclaré à Constantinople malgré la quarantaine. Or, toutes ces circonstances prouvent donc que les quarantaines peuvent ne pas être des comédies, et alors le bon sens devrait raisonner ainsi : Puisque, malgré toutes les sévérités des quarantaines, le choléra ne s'arrête pas dans sa progression, il en résulte qu'il ne doit pas se propager par la transmission d'homme à homme, mais qu'il doit y avoir d'autres conditions sous l'influence desquelles s'effectue cette propagation ; mais le délégué italien croit toujours à la contagion, il veut seulement abolir les quarantaines

Cette ténacité aux opinions contagionistes est d'autant plus inexcusable chez M. Semmola, que lui-même parle des pays où il n'y avait pas de quarantaines et qui cependant ont été préservés de l'épidémie, bien qu'ils aient été toujours en rapport, par les chemins de fer, avec les contrées infectées.

Ce qu'il y a de plus curieux dans cette exposition des doctrines de M. Semmola, c'est son raisonnement qui, du reste, est commun à la plupart des contagionistes. Ainsi, le savant professeur est d'avis qu'il ne faut établir des quarantaines que sur les points d'irruption du choléra en Europe. Il appuie son opinion sur ce qu'une fois que l'épidémie a pénétré sur notre continent, les communications par les chemins de fer ôtent toute l'efficacité aux mesures quarantenaires.

Quand il veut arriver à l'abolition des quarantaines et démontrer leur inutilité en Europe, il cite d'abord les pays dans lesquels existaient des quarantaines très-sévères et où il n'y avait pas de chemins de fer, et cependant le choléra s'y est propagé. Ensuite il parle d'autres contrées où il n'y avait pas de quarantaines et qui, tout en ayant des relations, par *les chemins de fer*, avec des pays infectés, ont été épargnés par le choléra. On peut donc voir, par ce que nous venons de dire, que les contagionistes mettent les mêmes faits à toute sauce, tantôt les chemins de fer favorisent, tantôt ils ne favorisent pas la propagation du choléra. Tout cela selon les circonstances et le besoin de la démonstration.

Persuadez donc des hommes par des raisonnements les plus logiques, quand des faits positifs qu'ils reconnaissent eux-mêmes ne peuvent pas les faire changer d'opinion !

C'est cette persistance dans ses doctrines qui empêche M. Semmola de répondre sérieusement à l'objection d'un de ses adversaires, touchant l'abolition des quarantaines. M. Souza Martin a parlé en faveur du maintien des quarantaines très-sévères, en avançant avec une apparence de raison que, si l'on abolissait les quarantaines parce qu'elles ne nous préservent pas toujours des maladies contagieuses, il ne faudrait pas alors construire des paratonnerres, parce qu'ils ne garantissent pas toujours nos maisons contre la foudre.

Le délégué italien, aveuglé probablement par ses idées contagionistes, n'aperçoit pas le vice de raisonnement du délégué portugais ; car voici le défaut de la cuirasse dans sa comparaison et la réponse à lui faire :

L'existence de la foudre, d'un côté, la vertu préservatrice contre cet accident dans le paratonnerre, d'un autre côté, sont des faits incontestablement démontrés ; aussi ce moyen de préservation contre le feu du ciel doit-il être conservé, quoique très-exceptionnellement il ne nous en a pas préservés. Il n'en est pas de même avec les quarantaines. L'existence de la contagion à distance, ainsi que celle de son principe contagieux n'a jamais été prouvée ; ces deux conceptions ne sont que des hypothèses imaginaires et erronées ; les quarantaines ne nous ont *jamais* préservés de la propagation des épidémies et du choléra en particulier, tout en étant très-préjudiciables pour toutes les relations des hommes; c'est pour ces motifs que ces dernières doivent être abolies et les paratonneres, répétons-nous encore une fois, doivent être conservés.

M. Semmola avance encore qu'il ne reste, à tous les points de vue, qu'une seule chose à faire pour arriver à l'efficacité réelle des quarantaines, c'est de les établir sur les points d'irruption du choléra en Europe. La distance énorme, dit-il, de ces points d'irruption est déjà une garantie d'isolement pour le continent européen.

Nous croyons que c'est plus facile à dire qu'à faire, car la distance énorme de ces points d'irruption est la seule mais bien faible garantie pour l'Europe, puisque la distance des Indes est encore plus grande, et le choléra ne se gêne pas de nous en venir de loin en loin ; ensuite il n'aurait pas été déplacé, de la part du savant professeur de nous expliquer pourquoi les quarantaines, complétement inefficaces en Europe, même avant les chemins de fer, comme il le dit lui-même, auraient des résultats plus heureux sur les points d'irruption ? D'ailleurs, nous lui adressons le défi, comme nous l'avons fait aux autres contagionistes, de préciser avec certitude par quel endroit se fera la prochaine irruption de l'épidémie.

Admettons qu'on établisse une quarantaine sur la mer Rouge et une autre sur la mer Caspienne, et que le choléra nous vienne par terre. On répondra sans doute que les quarantaines ont été établies contre les invasions maritimes, et puisque l'épidémie a fait son irruption par terre, ce n'est pas la faute des quarantaines ; mais c'est la faute des conférences sanitaires qui proposent d'instituer les quarantaines sur les points d'irruption du fléau asiatique tout en étant *peut-être* dans l'ignorance complète par quels points s'est faite cette irruption dans les épidémies précédentes, mais *pour sûr* elles le sont par quelle voie se fera l'irruption prochaine.

Du reste, cette explication, innocentant les quarantaines maritimes des invasions terrestres, ressemblerait tout à fait à la réponse que nous fit un médecin des hôpitaux, voici à quelle occasion. Ce confrère nous parlait d'un moyen qu'il mettait en usage dans ses salles pour arrêter la contagion du choléra, et comme nous lui observâmes que nous savions qu'il y avait des cas de cette maladie dans son service, il nous répondit que ces cas se sont développés sous l'influence de la cause générale, mais son moyen n'étant dirigé que contre la contagion, il ne peut rien contre la cause épidémique.

Quelque lecteur pourrait peut-être douter de la réalité de cet entretien et croire qu'il a été inventé à dessein, nous déclarons que nous garantissons le fait, et comme on pourrait dire : Pourquoi relever des niaiseries semblables ? Nous répondrons que nous avons voulu montrer que la plupart des raisonnements et des explications de nos adversaires ont la même valeur ; seulement leur nullité démonstrative est plus ou moins évidente et plus ou moins palpable.

Des désinfectants.

Les mesures quarantenaires contre la propagation du choléra n'ayant pas reçu un accueil favorable au congrès de Vienne, les délégués ont cherché dans d'autres ressources les moyens préventifs contre cette maladie. Ces moyens sur lesquels on a discuté assez longuement sont les *désinfectants.*

Ce n'est pas l'occasion de traiter à fond la question de la désinfection, nous ne nous en occuperons ici qu'autant que cette ressource pourrait être mise en usage pour détruire le prétendu germe du choléra épidémique.

Il existe encore une grande incertitude sur l'action intime d'un grand nombre des substances désinfectantes. On sait seulement que toutes les matières organiques, animales ou végétales, peuvent entrer en une décomposition appelée *putréfaction*, si elles sont placées dans des conditions nécessaires à cette transformation, c'est-à-dire si elles se trouvent dans une humidité et dans une température convenables, en même temps qu'elles sont exposées à l'air. Cette décomposition est accompagnée d'une odeur putride, qui infecte nos sens et peut avoir une influence pernicieuse sur l'état de notre santé. Aussi, de tout temps, a-t-on cherché à éloigner cette infection, soit en détruisant cette odeur infecte, soit en empêchant la décomposition putride elle-même de la matière organique.

On comprend bien qu'il n'entre pas dans notre travail d'exposer les théories de l'acte même de la putréfaction, nous n'allons pas non plus énumérer tous les désinfectants. Nous avons un autre but en vue dans ces développements, c'est de montrer le non-sens dans l'emploi de la désinfection, comme moyen de destruction des germes des maladies épidémiques en général et de celui du choléra en particulier, de faire voir, par cette démonstration, la confusion, les incertitudes et le manque de clarté qui se trouvent sous ce rapport dans les conclusions du congrès de Vienne.

Mais, pour qu'on ne s'empare pas avec empressement de notre opinion et pour qu'on ne la relève pas comme un non-sens et une absurdité, en insinuant que nous voulons dire qu'il est tout à fait inutile de recourir, pendant les épidémies, ou même en leur absence, à la désinfection des égouts, des latrines, des urinoirs, etc.; d'enlever divers détritus organiques accumulés dans les rues d'une ville ou autour des maisons d'habitation, nous déclarons que nous reconnaissons, sans conteste, l'influence pernicieuse que peuvent exercer sur la santé des hommes les exhalaisons des matières organiques entrées en putréfaction. En relevant l'inutilité de la désinfection, nous voulons parler de celle, à l'aide de laquelle les conférences sanitaires voudraient détruire un prétendu agent contagieux, ou non, des épidémies et surtout du choléra asiatique.

Pour faire encore mieux comprendre le sens de notre démonstration, nous allons citer un passage qui se trouve dans le programme du congrès sanitaire de Vienne : « Connaît-on des moyens ou des procédés de « désinfection, grâce auxquels le principe générateur « ou contagieux du choléra peut sûrement, ou avec « quelque chance de succès, être détruit ou perdre « de son intensité ? » En commentant cette citation, M. Fauvel dit : « La question ainsi posée était trop « générale, elle avait en vue le principe générateur « *IDÉAL* du choléra, sans tenir compte des conditions « particulières dans lesquelles on doit le combattre ; » et il ajoute pour corroborer son opinion : « C'était « demander plus que la science de nos jours ne sau- « rait donner ! »

A présent nous pouvons dire : *habemus confitentem reum*. Oui, à la fin des fins, le principe générateur et contagieux du choléra n'est qu'un *idéal* et la science ne peut apprendre grand'chose à cet égard, parce qu'elle n'en sait rien. Mais, comme la science est faite par les hommes, cela signifie que les hommes ne savent absolument rien autre chose sur cet *idéal* cholérigène et contagieux que ce qu'avance l'imagination des délégués aux conférences sanitaires et celle de tous les contagionistes, y compris M. l'inspecteur général des services sanitaires de la France. C'est ce que nous soutenons dans toutes nos publications.

En reconnaissant que le principe générateur du choléra n'est qu'un *idéal*, M. Fauvel affirme une vérité et se trouverait au moins une fois d'accord avec nous, si, dans un autre passage, il n'affaiblissait pas cette vérité en retombant toujours dans les mêmes inconséquences et les mêmes contradictions. Ce qui prouve combien il est difficile de se défaire des opinions, même les plus erronées, dont l'esprit de l'homme a pris l'habitude.

En effet, nous lisons dans un autre passage : « Du « moment qu'on admet que le principe morbifique de « cette maladie se dégage des malades et peut conser- « ver son activité en s'attachant aux hardes : » Voilà un principe *idéal* qui se dégage des malades, qui conserve son activité, qui s'attache aux hardes ! etc., et plus loin nous trouvons : « A ces divers points de vue, il est cer- « tain que les agents, capables de détruire ou de neu- « traliser le germe organique morbifique, ne manquent « pas ! » Seulement, au lieu de les divulguer, M. Fauvel les garde et les gardera précieusement dans un profond secret.

D'ailleurs, trouvez donc un agent capable de détruire un principe qui, en lui-même, n'est qu'un *idéal*. Car *idéal* n'est qu'une idée, une abstraction ou un produi de l'imagination; il faudrait donc inventer un moyen qui pourrait désinfecter les imaginations et redresser les jugements des contagionistes. Mais cette tâche nous paraît extrêmement difficile, par la raison que généralement les hommes se laissent aveugler, dans leurs appréciations et leurs raisonnements, par l'intérêt, l'amour-propre, l'entêtement, souvent l'ignorance, et quelquefois par un défaut de jugement.

Comme preuve de ce qui précède, qu'il nous soit permis d'ajouter encore quelques réflexions. M. Fauvel dit que le principe contagieux du choléra n'est qu'un *idéal;* mais alors la contagion de cette maladie devient inconcevable; à moins qu'il n'admette qu'une maladie puisse être communiquée par un idéal, ou, ce qui est la même chose, par *la pensée!* Et quand il continue : que l'*idéal* contagieux du choléra doit être combattu dans les conditions particulières de ce fléau, il avance là une idée incompréhensible, car un *pareil idéal* ne peut pas exister dans ces conditions particulières, mais seulement dans son imagination, et c'est là qu'il doit être combattu, comme nous l'avons dit tout à l'heure.

Il faut conclure de l'examen de ces citations qu'il n'y a que ces conditions particulières qui pourraient être considérées comme cause du choléra et que, par conséquent, ce dernier ne peut pas être contagieux, car ces conditions spéciales ne sont pas élaborées par les cholériques, autrement elles seraient le principe contagieux lui-même, elles doivent exister en dehors de l'homme malade. Et si jusqu'à présent elles sont restées inconnues, comme celles de la plupart des épidémies, nous sommes obligés de les admettre en vertu de l'axiome indéniable de la logique : *qu'il n'y a pas d'effet sans cause.*

Il résulte de ces considérations que si M. l'inspecteur général des services sanitaires de la France méditait plus profondément les idées qu'il doit exposer devant l'Académie, en parlant de la contagion des épidémies, il en apercevait à la fin l'incohérence et les contradictions, et finirait peut-être par changer d'opinion relativement à cette question.

Revenant au congrès de Vienne, nous dirons que ses délégués ne semblent même pas s'être compris réciproquement dans leur discussion touchant l'utilité de la désinfection comme moyen destructif du choléra ; autrement ils auraient fini par s'entendre ou par se faire des concessions et ne seraient pas restés, à propos du même sujet, dans deux camps tout à fait opposés.

Ainsi les délégués allemands, naguère grands partisans de la désinfection appliquée contre le choléra, se sont prononcés dans un sens contraire en invoquant les insuccès complets de ce moyen employé par eux, avec des frais considérables, dans la dernière épidémie. D'un autre côté, l'utilité de la désinfection fut défendue avec ardeur par plusieurs autres délégués, notamment par les Anglais. M. Fauvel a dit devant l'Académie que le peu de succès obtenu à Vienne et en Allemagne a été attribué aux procédés défectueux mis en usage.

Telle n'est pas notre manière de voir, relativement à la différence dans l'opinion des délégués sur la même question. Certes, nous n'avons pas assisté aux discussions soutenus au congrès de Vienne, à propos de cette matière ; mais nous croyons que les questions du programme ont été rédigées par les Allemands ; or ceux-ci, s'attachant à la lettre du programme, ont probablement soutenu que les désinfectants employés avec profusion n'ont détruit le principe contagieux cholérique nulle part (principe qui du reste est *idéal*), et n'ont arrêté le choléra en Allemagne ni dans ses ravages, ni dans sa progression envahissante.

Les partisans de la désinfection, croyons-nous, n'ont pas agi et argumenté suivant la lettre du programme, ils ont dû soutenir l'efficacité des désinfectants employés contre les adjuvants de l'*idéal*, puisqu'on les appelle ainsi, comme le sont : les exhalaisons fétides des égouts, des latrines, des détritus des matières organiques en putréfaction, etc., mais nullement contre le germe cholérigène lui-même. La preuve en est que, malgré cette prétendue efficacité des désinfectants, le choléra a toujours marché également dans les pays des partisans, comme dans ceux des adversaires de la désinfection ; la preuve en est encore, c'est que les premiers n'ont indiqué aucun de ces inappréciables moyens désinfecteurs ou destructeurs du germe contagieux d'une maladie funeste. Voilà la vraie raison, selon nous, de la séparation des délégués au congrès de Vienne en deux camps, sur la question de l'efficacité de la désinfection.

De la contagion, de la fièvre puerpérale et de la peste.

Après avoir analysé les conclusions du congrès sanitaire de Vienne, et fait voir la nullité démonstrative des arguments et des raisonnements contenus dans son travail concernant la transmissibilité du choléra, nous voulons dire encore quelques mots, relativement à la contagion de la fièvre puerpérale et de la peste, à l'occasion d'une récente discussion à la société des médecins des hôpitaux de Paris et d'une communication faite à l'Académie des sciences.

Nous allons montrer, par les faits mêmes qui ont été produits en faveur de la contagion de la fièvre puerpérale, que cette fièvre n'est pas contagieuse et faire voir en même temps le non-sens des explications et des interprétations, toutes les fois qu'il s'agit de prouver la contagion à distance dans n'importe quelle maladie.

Un médecin des hôpitaux a rapporté à la société qu'une femme, amenée à l'hôpital de la Pitié, devint le point de départ d'une petite épidémie de fièvre puerpérale. Voici du reste le fait : Cette personne, atteinte depuis quelque temps d'une diarrhée fétide, a été amenée en voiture et y est accouchée devant la porte de l'hôpital. Elle fut bientôt prise de frisson et de fièvre, on la transporta dans la salle des maladies aiguës et trois jours après son accouchement, elle avait succombé. Malgré cet isolement, cinq malades qui occupaient les lits les plus voisins furent prises successivement de frisson et transportées aussitôt dans les salles des maladies aiguës, elles ont également succombé. Les enfants furent épargnés. Ce fait doit prouver la contamination des autres accouchées, ainsi que la contagion de la fièvre puerpérale.

Nous ne pouvons pas nous empêcher de nous étonner que, dans une question aussi grave, ces détails soient racontés par un médecin des hôpitaux sans aucune précision. D'abord, la malade apportée du dehors et accouchée dans la voiture, est-elle morte d'une fièvre puerpérale bien constatée par une autopsie, ou n'a-t-elle pas succombé à la suite d'une maladie dont elle était atteinte avant l'accouchement? Car il est évident qu'un frisson après l'accouchement n'indique pas toujours l'invasion de la fièvre puerpérale, et que, dans ce dernier cas, elle n'aurait pu communiquer une maladie qu'elle n'avait pas. Ensuite les autres femmes, qui ont succombé plus tard, ont-elles accouché avant ou après l'arrivée de la première; combien de temps avant ou après, et combien de temps après leur accouchement ont-elles été frappées de la fièvre? On dit : les accouchées dont les lits approchaient celui de la première, mais quel lit? est-ce celui où elle était dans la salle des maladies aiguës? Ce n'est pas probable, puisqu'elles y ont été transportées après, il est donc à présumer qu'on a voulu parler du lit qu'elle avait quitté pour une autre salle et dont on avait, pour sûr, immédiatement changé les linges, etc. Ce sont des circonstances très-importantes dans la question, elles sont passées sous silence, et cependant, si on les avait relevées et bien méditées, elles auraient peut-être arrêté l'élan de l'imagination et empêché le médecin d'être aussi affirmatif quant à la contagion.

A présent, nous admettons que la première accouchée était atteinte de la fièvre puerpérale ; alors cette fièvre ne serait pas contagieuse, puisque cette femme l'a eue sans avoir approché des accouchées atteintes de cette funeste maladie. Il est vrai qu'un autre confrère, pressentant cette objection et désirant faire concevoir la pensée de la possibilité de la contagion, cherche midi à quatorze heures, en insinuant que cette femme aurait pu y avoir été exposée dans un autre hôpital ou ailleurs !

Cette réponse ressemble exactement à celle que nous fit un autre contagioniste, membre de l'Académie de médecine, en soutenant, devant nous la contagion de la rougeole : mais vous refusez de reconnaître des faits évidents. Ainsi dans ce moment, nous dit-il, je vais voir un enfant atteint de la rougeole qu'il a gagnée de son frère relevant de la même maladie. A notre demande pressante comment ce savant confrère savait que le second enfant a gagné sa maladie par la contagion ? il m'a répondu que c'était *un fait* et comme nous lui retorquâmes que ce n'était pas un fait; mais tout simplement son *explication*, et comme malgré cela il persistait dans sa manière de voir, nous lui demandâmes, de qui le premier avait gagné la rougeole? Il se borna à répondre qu'il ne le savait pas; mais qu'il a dû la contracter quelque part par la contagion!!!

Or nous garantissons cet entretien et nous demandons, comment amener à des idées saines et positives l'esprit des hommes capables d'avancer, à l'appui de leurs opinions, des arguments si futiles et à un tel point insignifiants, pour ne pas dire absurdes.

Ces exemples montrent que, quand on médite les raisonnements des contagionistes concernant la contagion dans les épidémies, on voit qu'ils ne sont que des cercles vicieux. Ainsi, on demande comment savez-vous que telle ou telle maladie épidémique est contagieuse?

Parce que A, répond-on, l'a communiquée à B. Et comment savez-vous que A l'a communiquée à B? parce qu'elle est contagieuse! Ou bien comment savez-vous que le choléra ne se développe jamais spontanément en Europe? Parce qu'il y est toujours importé, et comment savez-vous qu'il y est toujours importé? Parce qu'il ne s'y développe jamais spontanément! Telles sont, malheureusement au fond, les argumentations de nos adversaires.

Mais revenons à la contagion de la fièvre puerpérale et disons que l'existence d'une maladie grave avant l'accouchement, le chagrin et la répugnance probables d'aller faire ses couches à l'hôpital, puisqu'elle ne s'y est fait transporter qu'au dernier moment, les cahotements de la voiture pendant les plus fortes douleurs, et enfin l'accouchement dans ce véhicule devant l'hôpital, sont des influences physiques et morales, selon nous, plus que suffisantes pour déterminer chez une nouvelle accouchée une maladie funeste, sans avoir besoin de chercher la contamination dans un autre hôpital ou ailleurs !

On ajoute que cette malade a contaminé cinq autres accouchées, mais sans exercer aucune influence sur les enfants ou sur les autres malades. Et voilà une maladie qui n'est contagieuse que pour les femmes en couche exclusivement. Nous avons déjà dit ailleurs que la contagion à distance pourrait bien avoir ses spécialités ! Il est réellement fâcheux que l'auteur de cette communication n'ait pas indiqué les dates précises de ces attaques, car de cette manière nous aurions pu avoir la durée de l'incubation de la fièvre puerpérale !

Mais le couronnement de cette discussion est une communication faite par un autre membre de la Société. Il raconte qu'il a été appelé en consultation pour une dame demeurant non loin de Paris et atteinte de la fièvre puerpérale. Une nouvelle accouchée peut donc avoir cette fièvre sans avoir été exposée à la contagion dans un hôpital ou ailleurs. Il est vrai que le médecin ordinaire avoua au confrère consultant que, depuis douze ans, il a fait un grand nombre d'accouchements sans accident, mais qu'il portait depuis quelque temps un séton au cou et attribuait les trois fièvres puerpérales récemment arrivées à la suppuration de son séton. Le médecin consultant l'a confirmé dans son intention de supprimer le séton !

A cette occasion, M. le professeur Chauffard, renchérissant sur ce fait, fit part à la même Société que les fièvres puerpérales étaient fréquentes dans son service à l'hôpital Necker; il les attribue aux abcès du sein qui arrivent chez les nourrices, aux abcès de la fosse iliaque chez quelques femmes en couche et à la suppuration qui en est la suite.

Il est permis à chaque médecin d'alléguer telle ou telle raison du développement des maladies en général et de la fièvre puerpérale en particulier, dont il ignore complétement les vraies causes. N'attribue-t-on pas la propagation du choléra à la contagion? Il s'agit seulement de savoir si ces raisons et ces explications sont rationnelles et si elles répondent à toutes les circonstances concomittantes. C'est ce que nous allons examiner.

En faisant les dernières communications, on ne s'explique pas clairement si, par la contamination, suite des suppurations, on entend la contagion ou bien une simple infection ; nous allons donc examiner les deux suppositions.

Il n'est pas possible que, dans ce cas, on admette la contagion, car pour que celle-ci existe, il faut que la maladie d'un individu soit communiquée dans sa nature à une personne saine. Par conséquent, un médecin portant un séton au cou, ou une femme ayant un abcès au sein ou dans la fosse iliaque, s'ils étaient les propagateurs de la contagion, donneraient un séton au cou, un abcès au sein ou à la fosse iliaque, mais ces personnes ne communiqueraient pas la fièvre puerpérale, comme cette dernière, si elle était contagieuse, ne pourrait donner ni un séton, ni un abcès au sein ou dans la fosse iliaque, mais seulement la fièvre puerpérale. D'ailleurs, comment comprendre qu'une suppuration ne soit contagieuse que pour les femmes en couche en leur donnant la fièvre puerpérale, quand toutes les maladies, réellement contagieuses, le sont aussi bien pour les enfants que pour les vieillards, pour les hommes que pour les femmes, qu'elles soient en couche ou non? Il est donc évident que ces communications n'ont pas été faites à la Société, pour prouver la contagion du séton, d'un abcès au sein et dans la fosse iliaque, mais bien dans l'intention de faire voir l'infection dans la stricte signification du mot.

Dans cette dernière supposition, comment se fait-il d'abord qu'un état morbide, capable d'infecter les femmes en couche, ne le soit pas dans aucune autre position sanitaire des hommes? Ensuite, et ce qui est le plus important, nous voudrions savoir pourquoi les savants confrères des hôpitaux vont-ils chercher, dans ce cas encore, midi à quatorze heures, autrement dit, l'infection dans la suppuration d'un séton, ou des abcès du sein ou de la fosse iliaque, lorsqu'il est de la dernière évidence qu'une femme en couche porte en elle-même un vrai foyer d'infection, résultant du traumatisme de la surface interne de la matrice, produit par le décollement et l'expulsion des enveloppes de la conception? Traumatisme, du reste, si bien expliqué déjà par M. le professeur Bouillaud, dans la discussion qui a occupé plusieurs séances de l'Académie de médecine, il y a quelques années. Telle est la vraie source de l'infection, si infection il y a, dans la fièvre puerpérale.

La preuve en est :

1° Que la fièvre qu'on appelle *puerpérale* n'attaque que les femmes en couche, circonstance qui devrait déjà enrayer les imaginations médicales et faire méditer les faits plus sérieusement.

2° Que cette maladie est d'autant plus à craindre que la femme est plus près du moment de l'accouchement, cela veut dire : que l'organe de la gestation a eu moins de temps pour cicatriser la rupture des vaisseaux et tarir la suppuration de sa surface interne, débarrassée depuis peu du contact de l'œuf.

3° Que la fièvre puerpérale ne se développe pas chez une nouvelle accouchée, malgré la proximité d'autres suppurations ; si elle-même est déjà assez loin de l'accouchement, de manière que la matrice s'est approchée de son état normal et que les lochies ont changé de nature.

4° La preuve de cette infection personnelle se trouve dans les altérations que l'autopsie fait constater le plus souvent *dans le tissu et les vaisseaux veineux et lymphatiques de la matrice.*

Nous soutenons donc que ce traumatisme de la matrice et la suppuration qui en est la suite rendent un compte très-suffisant et très-rationnel de l'infection et du développement de la fièvre puerpérale chez une femme en couche, comme ce traumatisme et son résultat, les suppurations, expliquent, sans autre motif, l'infection ou la résorption purulente chez un amputé ou tout autre malade, portant un foyer de suppuration sur son corps. Nous soutenons donc encore qu'il est tout à fait inutile de chercher, dans ces cas, l'infection dans la suppuration d'un séton, d'un abcès au sein ou de la fosse iliaque, et d'insinuer une contagion contractée dans un autre hôpital ou ailleurs.

L'objection qui pourrait être faite avec une apparence de raison à cette manière de voir, la voici ; on pourrait nous dire : Quelque plausible que soit la cause que nous donnons du développement de la fièvre puerpérale chez une femme en couche, comment se fait-il que, si, dans ce cas, il n'y a ni contagion ni infection venant du voisinage, lorsque cette maladie commence, très-souvent elle est suivie d'une épidémie dans la même salle ? A notre point de vue, la succession des attaques de la fièvre puerpérale, dans le même service, tient surtout aux causes morales. Quand on pense qu'une femme jeune encore, tout à l'heure bien portante, est prise, peu de temps après l'accouchement, d'une maladie rapidement mortelle, au milieu des autres femmes compatissantes à son sort, et qui bientôt doivent accoucher aussi, on comprend que cette circonstance seule est capable de jeter de l'inquiétude, du chagrin et peut-être de la frayeur dans l'âme de ses voisines et provoquer chez elles, sous l'influence de ces préoccupations dépressives, une maladie promptement funeste. Telle est, selon nous, la principale cause de l'extension de cette fièvre dans un hôpital.

Aussi sommes-nous partisan de la séparation et de l'isolement des femmes en couche, non pas pour les préserver d'une prétendue contagion ou d'une infection venant de l'entourage, mais pour les tenir dans l'ignorance complète sur le sort d'une accouchée qui pourrait être atteinte accidentellement de cette fièvre et pour les soustraire à ces influences morales dépressives.

Contagion de la peste.

Une communication récente : *Des foyers d'origine de la peste, de* 1838 *et* 1874; *épidémicité et contagion de ce fléau* (1), adressée à l'Académie par M. Tholozan,

(1) Compte rendu des séances de l'Académie des sciences, 14 décembre 1874.

médecin du shah de Perse, nous fournit l'occasion de dire encore quelques mots relativement à la contagion de cette maladie en montrant toujours l'insignifiance démonstrative des arguments, des affirmations et des explications d'un contagioniste.

Ce médecin relate dans sa note plusieurs apparitions de la peste, non-seulement dans des pays très-éloignés les uns des autres, mais encore séparées par des intervalles de temps de quatre, cinq, huit, douze ans, il veut montrer de cette manière et avec raison que chacune de ces éclosions successives s'est accomplie spontanément ou sur place, à moins, ajoute-t-il avec justesse, que l'incubation des germes ou levains pestilentiels puisse être de douze ans au moins, c'est alors qu'on pourrait peut-être relier ces invasions aux épidémies précédentes, jetant malicieusement une pierre dans le jardin de M. Fauvel, qui a fait tant d'efforts inutiles pour établir, contrairement à l'opinion de M. Tholozan, une filiation entre les diverses épidémies de choléra parues depuis 1847.

Du reste, un des arguments par lesquels nous avons renversé la théorie de l'Inspecteur général établissant une corrélation de cause à effet entre les diverses invasions du choléra, s'applique aussi aux éclosions successives de la peste. Nous avons dit : qu'aucune maladie, et à plus forte raison aucune épidémie une fois éteintes ne peuvent renaître, parce que *maladie* et *épidémie* ne sont que des manifestations sans aucune matérialité en elle-même ; ce sont les causes de ces manifestations dont on pourrait peut-être dire qu'elles peuvent être revivifiées ; mais puisqu'on est dans l'ignorance absolue sur la nature des causes de la peste, comme on l'est sur la nature de celles du choléra, personne n'a le droit d'affirmer que la cause qui a produit la peste à tel moment donné, s'est évanouie ou endormie pendant quelques années pour reprendre connaissance et son activité au bout de ce temps, et qu'elle n'a pas surgi spontanément et sur place à chaque apparition de cette maladie.

Nous nous sommes déjà longuement expliqué sur ce sujet à propos de la paternité inventée par M. Fauvel dans les diverses épidémies de choléra, d'ailleurs cette question ne présente de l'intérêt que pour celui qui soutient, même contre l'évidence, la contagion du choléra et surtout son importation constante en Europe. Aussi passons à un autre problème qui est plus important dans les maladies.

M. Tholozan affirme l'épidémicité et la contagiosité de la peste ; il ressort de sa communication que, si la peste apparaît à une certaine époque et qu'elle cesse complètement après une durée plus ou moins longue, cela arrive en vertu de son épidémicité ; et quand cette maladie s'étend dans une contrée plus ou moins limitée, c'est la contagion qui en est la cause !

Mais si l'on voulait connaître les preuves que ce confrère donne de la contagion de la peste, les voici :

« C'est que, dit-il, Hippocrate le relate déjà dans les « épidémies qu'il a observées et Thucydide parle en « termes explicites de la contagion de la peste d'A- « thènes. »

D'abord nous rappellerons à M. Tholozan que la peste d'Athènes n'était pas la peste d'Orient, telle est l'opinion des hommes qui se sont occupés de cette question. Ensuite notre savant confrère paraît avoir oublié que dans les temps anciens, on n'avait pas sur la contagion les idées claires et précises des écoles modernes, surtout depuis la publication de *Fracastor*. A cette époque, comme cela arrive encore quelquefois aujourd'hui, *contagion* était tout simplement synonyme du mot *épidémie*, aussi croyons-nous que cette communication, ne renfermant aucun autre argument en faveur de la contagion de la peste que l'opinion bien connue d'Hippocrate et de l'historien Thucydide, ne méritait réellement pas d'être envoyée de Téhéran à l'Académie des sciences.

Par cette analyse des travaux du congrès sanitaire international de Vienne et de ceux des autres confrères, nous avons voulu montrer les inconséquences et les contradictions dans les opinions, les vices dans les raisonnements, et la nullité démonstrative dans les faits et dans les arguments que produisent les contagionistes en faveur de la contagion à distance, soit dans les épidémies en général, soit dans le choléra en particulier.

En démontrant l'absence de toute base sur laquelle nos adversaires pourraient appuyer leur doctrine, nous aurions désiré les amener à des idées plus saines et plus positives sur la question ; mais ceux-ci persistent toujours dans leurs errements, et tout en reconnaissant qu'ils sont dans l'impossibilité de répondre à nos objections et à nos arguments, ils croient toujours à l'existence de la contagion à distance.

Aussi arrêtons-nous ici pour le moment nos réflexions en reproduisant, au moins brièvement, comme conclusions, les caractères différentiels que nous avons établis ailleurs entre les maladies contagieuses et épidémiques (1) :

1° La doctrine des contagionistes tend déjà à établir une différence capitale entre les maladies réellement contagieuses et les maladies épidémiques, différence qui du reste, n'est qu'un non-sens et une contradiction, à savoir : les premières, comme la syphilis, la rage, la morve, la pustule maligne et même le vaccin, qui ont un agent contagieux ou virus incontestable, ne se communiquent jamais à distance, tandis que les secondes qui n'ont aucun principe contagieux et inoculable, et dont le principe contagieux est un *idéal*, ne peuvent être gagnées qu'à distance !

2° Les maladies réellement contagieuses ne se développent jamais spontanément chez l'homme, tandis que

(1) De la Contagion dans les maladies, 1865.

les maladies épidémiques se développent spontanément dans l'espèce humaine; les contagionistes eux-mêmes ne le contestent pas, par conséquent la contagion dans ces dernières maladies n'est que leur interprétation.

3° Les maladies réellement contagieuses, comme la syphilis, la rage, la morve, la pustule maligne et même le vaccin se communiquent inévitablement, lorsque l'homme se met dans les conditions de leur contagion, les insuccès, s'il en arrive dans ces cas, sont d'une rareté excessive; les maladies épidémiques ne se communiquent pas, même quand les hommes restent dans les conditions de pouvoir les contracter, et les faits dans lesquels l'homme apparaît comme atteint d'une maladie épidémique à côté d'un malade, sont excessivement rares et toujours en rapport avec l'intensité de l'épidémie régnante.

4° Les maladies incontestablement contagieuses, comme la syphilis, la rage, la morve, la pustule maligne, la variole *inoculée*, et même le vaccin, commencent toujours localement, que leurs principes contagieux aient été introduits dans notre corps par hasard ou intentionnellement, de manière qu'on pourrait arrêter leur généralisation si l'on détruisait à temps leur inoculation sur place; les maladies épidémiques, ne possédant pas d'agent contagieux et communicable, sont d'emblée générales, aussi n'avons-nous aucun moyen pour les arrêter dans leur marche, elles parcourent leurs évolutions constantes jusqu'à la guérison, à moins que la mort ne coupe court à cette évolution.

Telle est la marche inévitable des maladies épidémiques, qu'elle apparaissent sous l'influence des causes générales plus ou moins obscures, comme le choléra, les dyssenteries, les érysipèles, les bronchites, les angines couenneuses, les fièvres miliaires et puerpérales, etc., ou bien qu'elles soient les conséquences nécessaires de l'évolution de l'organisme de l'homme, comme le sont à notre avis : la variole, la rougeole, la scarlatine, la fièvre typhoïde et la coqueluche. Ce sont en quelque sorte des épurations spontanées, morbides, comme sont la dentition, la puberté et la ménopause des évolutions spontanées physiologiques.

5° Les maladies réellement contagieuses, la rage, la morve et la pustule maligne s'étendraient, comme la syphilis, sans cesse dans une localité, si on les abandonnait à elles-mêmes et si l'on n'avait pas recours à des moyens rigoureux pour empêcher leur communication aux hommes ; les maladies épidémiques abandonnées à elles-mêmes, commencent, augmentent, acquièrent le summum de leur intensité, et puis elles diminuent et disparaissent spontanément, quoique les hommes s'exposent continuellement à leur prétendue contamination et n'opposent aucun obstacle à leur propagation.

6° Les maladies réellement contagieuses, comme la

rage, la morve, la pustule maligne et la syphilis, abandonnées aux seules forces conservatrices de l'organisme de l'homme, tendent toujours plus ou moins rapidement à sa destruction ; les maladies épidémiques, même quand elles sont abandonnées aux seules ressources de la nature, guérissent ; elles guériraient encore le plus souvent après leur évolution ordinaire, si leur gravité ne les mettait pas quelquefois au-dessus des forces de l'économie de l'homme et même au-dessus des ressources de l'art.

7° Les maladies incontestablement contagieuses, possédant un agent contagieux ou virus, s'inoculent, tandis que les maladies épidémiques ne peuvent être inoculées parce qu'elles sont privées de tout principe contagieux.

En présence de toutes nos démonstrations, en présence de ces caractères différentiels indéniables entre les manifestations des maladies vraiment contagieuses et des maladies épidémiques, les réponses des contagionistes peuvent se résumer à nous dire : Nous sommes dans l'impossibilité de prouver l'existence de la contagion à distance, nous sommes dans l'impossibilité de répondre convenablement à vos objections, nous sommes dans la même impossibilité de renverser vos arguments, mais nous croyons tout de même à la contagion des épidémies en général et du choléra en particulier !

Or, devant un pareil raisonnement, ou plutôt devant

un pareil entêtement, nous espérons que les lecteurs sérieux qui méditent nos travaux et nos publications, ne nous blâmeront pas s'ils nous voient finir cet ouvrage par le proverbe par lequel nous l'avons commencé, savoir : *L'esprit,* dit-on, *court les rues, mais le bon sens est rare.*

FIN.

Imprimerie Eugène Heutte et Cie, à Saint-Germain.

IMPRIMERIE EUGÈNE HEUTTE ET Cie, A SAINT-GERMAIN.

www.ingramcontent.com/pod-product-compliance
Ingram Content Group UK Ltd.
Pitfield, Milton Keynes, MK11 3LW, UK
UKHW020927180726
13838UKWH00002B/800

9 782329 34932